Kohlhammer

Tobias Altmann
Marcus Roth

Mit Empathie arbeiten – gewaltfrei kommunizieren

Praxistraining für Pflege, Soziale Arbeit
und Erziehung

Verlag W. Kohlhammer

1. Auflage 2014

Alle Rechte vorbehalten
© W. Kohlhammer GmbH, Stuttgart
Gesamtherstellung: W. Kohlhammer GmbH, Stuttgart

Print:
ISBN 978-3-17-025156-4

E-Book-Formate:
pdf: ISBN 978-3-17-025157-1
epub: ISBN 978-3-17-025158-8
mobi: ISBN 978-3-17-025159-5

Für den Inhalt abgedruckter oder verlinkter Websites ist ausschließlich der jeweilige Betreiber verantwortlich. Die W. Kohlhammer GmbH hat keinen Einfluss auf die verknüpften Seiten und übernimmt hierfür keinerlei Haftung.

Inhalt

Zusatzmaterial

Zu den Trainingseinheiten gibt es einen PowerPoint-Foliensatz, der kostenfrei im Internet heruntergeladen werden kann (weitere Informationen finden Sie auf S. 33 ▸ **Kap. 4**).

Vorwort

Im vorliegenden Buch stellen wir ein Trainingsprogramm zum Umgang mit Empathie für soziale Berufe in Pflege, Sozialer Arbeit und Erziehung vor. Gerade diese Berufsgruppen sind häufig und intensiv mit menschlichen Problemen, Nöten und Leiden konfrontiert. Empathisches Verstehen und empathisches Verhalten wird daher geradezu als notwendiger Bestandteil ihrer Arbeit angesehen. Allerdings kann gerade diese hohe emotionale Anforderung in sozialen Berufen auch eine Belastung darstellen. Die Konfrontation mit der Notlage anderer, die Problematik der Abgrenzung davon und das Spannungsfeld zwischen Mitfühlen und Zeitdruck führen nicht selten zu Belastungs- und Erschöpfungssymptomen in diesen Berufsgruppen. Daher kann gerade eine hohe Empathie auch ein Risiko für die eigene emotionale Gesundheit darstellen, wenn sie nicht reflektiert eingesetzt wird.

In diesem Training geht es daher *nicht* darum, auf irgendeine Weise das persönliche Empathieausmaß zu erhöhen. Das Ziel des von uns konzipierten Trainingsprogramms ist die langfristige Prävention von emotionalen Fehlbelastungen, die durch eine unreflektierte Empathie entstehen können. Wir wollen mit diesem Programm einen ausgewogenen Umgang mit der Empathie für andere und der Empathie für sich selbst ermöglichen. Hierdurch soll erreicht werden, dass Empathie auf eine Art und Weise geben werden kann, mit der wir zufrieden sind und auch langfristig gesund bleiben.

Dieses Buch versteht sich sowohl als Handbuch für das Empathie-Training in verschiedenen Varianten sowie als Fundgrube mit Übungen für Gruppenleiter[1] (Trainer, Dozenten, Ausbilder), die in Seminaren oder Übungsgruppen zum Thema Empathie und empathische bzw. Gewaltfreie Kommunikation arbeiten wollen. Dabei werden besonders der Pflegeberuf, sowie die Sozial- und Erziehungsarbeit fokussiert. Das Programm eignet sich also für die berufliche Ausbildung ebenso wie als Fortbildungsmaßnahme und als Fundus für Übungen zur Seminargestaltung.

Zunächst stellen wir im ersten Kapitel das Konzept der Empathie sowie unsere Überlegungen zu problematischen Formen der empathischen Interaktion vor. Da wir in unserem Trainingsprogramm die Methode der Gewaltfreien Kommunikation gewählt haben, um das eigene Handeln in emotionalen Situationen zu erleichtern, gehen wir auch auf dieses Konzept ein.

Im zweiten Kapitel beschreiben wir kurz die Entwicklung des Trainingsprogramms und berichten von Ergebnissen aus einer Evaluationsstudie, in der die Akzeptanz und Wirksamkeit des Programms untersucht wurden.

---

1 Für den besseren Lesefluss wird auf die geschlechtsspezifische Nennung verzichtet, wobei jedoch beide Geschlechter gleichermaßen gemeint sind.

Die Kapitel 3 und 4 beinhalten die praktische Durchführung des Trainings. Zunächst werden im dritten Kapitel allgemeine Durchführungshinweise gegeben (Rahmenbedingungen, Aufbau des Trainings und Durchführungsvarianten). Im vierten Kapitel schließlich werden die einzelnen Einheiten (Vorträge, Übungen, Rollenspiele) vorgestellt und im Detail beschrieben, sodass diese direkt eingesetzt werden können.

Die Studie zur Evaluation der Wirksamkeit des Trainings wurde an verschiedenen großen und kleinen Kliniken und Krankenpflegeschulen in Nordrhein-Westfalen durchgeführt. Diese Studien konnten nur realisiert werden durch die tatkräftige Mitarbeit unserer Kollegin Dipl.-Psych. Victoria Schönefeld, der wir hier aufs Herzlichste danken wollen. Außerdem gilt unser Dank den besagten Kliniken und Krankenpflegeschulen, die die Durchführung so intensiv positiv begrüßt und unterstützt haben. Schließlich danken wir auch Frau Köhler vom Kohlhammer Verlag für das sehr umsichtige und engagierte Lektorat.

1　Theoretischer Hintergrund des Trainingsprogramms

Zunächst wird auf das Konzept »Empathie« näher eingegangen. Dabei wollen die Autoren die Frage beantworten, was Empathie eigentlich ausmacht. Die Autoren formulieren dazu eine Definition mit Bezug zum aktuellen Kenntnisstand in der Psychologie und stellen ein integratives Rahmenmodell vor, das sogenannte »Empathie-Prozessmodell« (EPM) (▶ Kap. 1.1). Das EPM bildet auch den theoretischen Hintergrund für unser Training und eröffnet die Möglichkeit, auch ungünstige, dysfunktionale Formen emphatischen Reagierens zu verstehen. Solche dysfunktionalen Formen fassen die Autoren unter dem Konzept des »empathischen Kurzschlusses« (EKS) zusammen, der anschließend ausführlich beschrieben wird (▶ Kap. 1.2). Genau in der Verhinderung des Auftretens des EKS im Arbeitsalltag der sozialen Berufe liegt ein Hauptziel unseres Trainings. Um dieses Ziel zu realisieren, werden in unserem Training Elemente der Gewaltfreien Kommunikation (GFK) eingesetzt. Die Grundzüge dieser Interventionsmethode werden ebenfalls in diesem Kapitel erläutert (▶ Kap. 1.3).

1.1　Was ist Empathie?

Ein Training zur Empathie muss sich natürlich auch mit dem auseinandersetzen, was Empathie eigentlich ist. Der Begriff Empathie wird sowohl in der Wissenschaft häufig untersucht als auch im privaten Alltag häufig gebraucht. Es scheint zunächst jedem klar, was darunter zu verstehen ist und bedarf in der Alltagskommunikation keiner weiteren Erklärung. Wird das Konzept allerdings genauer betrachtet, fallen viele offene Fragen auf: Handelt es sich bei Empathie beispielsweise eher um eine Art einfühlsames Verstehen oder direkt um ein Mitleiden? Heißt Empathie, dass ich mein Gegenüber verstehe oder auch, dass ich dasselbe fühle wie er oder sie? Es wundert daher nicht, dass in der psychologischen Wissenschaft der Begriff kontrovers diskutiert wird und sich unterschiedliche Definitionsansätze finden.

In der aktuellsten Auflage des »Dorsch« (Wirtz, 2013), dem renommiertesten und am meisten verbreiteten Lexikon der Psychologie, findet man folgende Definition: »Empathie ist die Fähigkeit zu kognitivem Verstehen und affektivem Nachempfinden der vermuteten Emotion eines anderen Lebewesens« (Altmann, 2013, S. 447). Die hier beschriebene Unterscheidung zwischen dem kognitiven/gedanklichen und affektiven/emotionalen Aspekt der Empathie hat sich in der Psychologie bis zum heutigen Tage durchgesetzt. Daher wird häufig differenziert in kognitive Empathie und affektive Empathie.

Der *kognitive* Aspekt der Empathie beschreibt das intellektuelle, rein gedankliche Verstehen und Nachvollziehen-Können. Hier ist also die Perspektivübernahme wichtig, nicht die Emotionen. Wenn sich beispielsweise die Partnerin eines Freundes von ihm trennt, ermöglicht mir meine kognitive Empathie, seine Situation durch gedankliches Nachvollziehen zu verstehen. Ich kann also vermuten, dass er traurig und verunsichert ist und die Befürchtung hat, für den Rest seines Lebens allein sein zu müssen. Die kognitive Perspektivübernahme kann sich also auch auf Emotionen der anderen Person beziehen, aber sie bleibt eine rational-logische Betrachtung. Die Gefühle der anderen Person werden gedanklich erschlossen und abgeleitet, nicht mitgefühlt.

Der *affektive* Aspekt beschreibt, dass man selbst gleiche oder zumindest ähnliche Emotionen erlebt, wie das Gegenüber. Dadurch kommt es zustande, dass das eigene Fühlen mehr zur Situation des Gegenübers passt, als zur eigenen (Hoffman, 2000). So bin ich beispielsweise ebenfalls traurig, wenn mir eine Freundin erzählt, wie traurig sie ist, weil ihr Vater verstorben sei. Die Traurigkeit passt natürlich besser zu ihrer Situation, aber ich fühle sie affektiv-empathisch mit und bin daher auch traurig. Die Gefühle meines Gegenübers können mich also anstecken, sodass ich ebenso fühle. Diese Gefühlsansteckung (Hatfield, Cacioppo & Rapson, 1994) wird als ein wichtiger neuronaler Mechanismus in der Empathie angesehen. Sie läuft meist ohne bewusstes Verstehen oder Nachvollziehen der Situation des Gegenübers ab (Manera, Grandi & Colle, 2013). Interessant ist hier auch die neuere Hirnforschung. Man konnte nachweisen, dass das Gehirn über sogenannte Spiegelneurone verfügt, die schon allein durch die Wahrnehmung einer anderen Person die Körperhaltung, Mimik etc. simulieren und darüber eine emotionale Spiegelung ermöglichen. So können wir instinktiv wissen, wie ein anderer fühlt, weil diese Emotionen in uns selbst über diese Spiegelneurone generiert werden (Iacoboni & Mazzi-

otta, 2007; Rempala, 2013; Rizzolatti & Craighero, 2004).

Besonders wichtig ist hier mit Fokus auf das Training die Selbst-Andere-Differenzierung (Corcoran, 1989; Decety & Jackson, 2004; Lamm, Batson & Decety, 2007). Sie hilft dabei, dass ich nicht von den Emotionen verwirrt werde, die ich von anderen über die Ansteckung übernehme. Ich kann die Quelle der Emotionen differenzieren, also unterscheiden, ob die Emotion aus mir selbst entstanden ist oder die Quelle in einer anderen Person liegt. Je weniger ich differenzieren kann, als desto belastender erlebe ich natürlich den Umgang mit anderen Menschen. Denn deren negative Emotionen lösen dann auch negative Emotionen in mir aus, die ich als meine eigenen negativen Emotionen erlebe. Das hat dann weiter zur Folge, dass ich wenig unterstützend für mein Gegenüber sein kann, da ich selbst gerade mit diesen negativen Emotionen beschäftigt bin. Die Selbst-Andere-Differenzierung hilft mir also, auch in emotional intensiven Situationen handlungsfähig zu bleiben.

Mit der Unterscheidung zwischen der kognitiven und affektiven Empathie ist freilich noch nichts darüber gesagt, inwieweit Empathie *veränderbar* ist. So könnte man einerseits annehmen, dass Empathie ein stabiles Persönlichkeitsmerkmal ist und zum Charakter des Menschen dazugehört – ähnlich wie beispielsweise die Intelligenz. Andererseits könnte auch vermutet werden, dass die individuelle Empathie, die eine Person besitzt, erlernbar ist und damit gezielt verändert werden kann – vergleichbar beispielsweise mit sozialer Kompetenz. Es ist daher sinnvoll, zwischen Fähigkeiten und Fertigkeiten zu unterscheiden. Fähigkeit sind dabei die Voraussetzungen, die in konkrete Fertigkeiten umgesetzt werden können. So braucht man zum Beispiel eine Bewegungsfähigkeit, um diese in Fertigkeiten im Sport umzusetzen.

Empathie ist also auch eine Fähigkeit, die Emotionen anderer Personen wahrzunehmen, zu verstehen und emotional zu teilen.

Aus dieser Fähigkeit, die sicherlich zu einem wesentlichen Teil angeboren ist, können wir im Laufe unseres Lebens Fertigkeiten aufbauen. So etwa die Fertigkeit, im Gespräch Interesse bei anderen zu wecken, Verständnis zwischen Menschen herzustellen, bei einer Selbstklärung zu helfen oder eine Auseinandersetzung konstruktiv zu gestalten. Ebenso ist es natürlich auch möglich, dass wir unsere Einfühlungsfähigkeit zur Manipulation nutzen und damit unsere Ziele auf Kosten von anderen Personen durchsetzen. Diese Fertigkeiten können entwickelt, gelernt und trainiert werden, wie viele Studien aus der Anwendungsforschung zeigen konnten (z.B. Foubert & Newberry, 2006; Long, Angera & Hakoyama, 2008; Mulloy, Smiley & Mawson, 1999; Sherman & Cramer, 2005).

Fassen wir die skizzierten Bausteine zusammen, so ergibt sich folgende, umfassende Definition von Empathie (angelehnt an Altmann, im Druck):

Empathie ist eine stabile Persönlichkeitseigenschaft, die die generelle Fähigkeit beschreibt, die Situation und das innere Erleben einer anderen Person zu verstehen (kognitive Empathie) und mitzufühlen (affektive Empathie). Diese Fähigkeit kann in erlern- und trainierbare Fertigkeiten umgesetzt werden, die den zwischenmenschlichen Kontakt und die Verständigung vereinfachen.

Klar ist, dass sich Empathie erst in der Interaktion mit anderen Menschen entfaltet, denn ohne andere Menschen gibt es nichts, was wir verstehen oder mitfühlen könnten. Daher ist Empathie nicht statisch zu sehen, sondern eigentlich ein Prozess zwischen zwei Personen. Um diesen Prozess zu beschreiben, haben wir das Empathie-Prozessmodell (EPM) vorgeschlagen (Altmann & Roth, 2013), das an andere Konzeptionen angelehnt ist und diese integriert (z.B. Barker, 2003; Decety & Morigushi, 2007; Preston & de Waal, 2002). Der Vorteil des EPM ist die praktische Orientierung, die es für die Anwendung nutzbar macht. Es werden vier Phasen unterschieden (▸ **Abb. 1.1**): die Wahrnehmung (W), das mentale Modell (mM), die empathische Emotion (eE) und die Antwort (A).

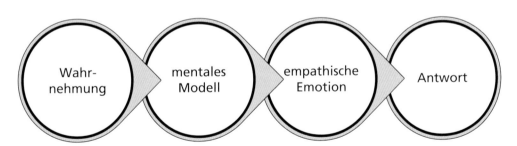

Abb. 1.1: Überblick über die Phasen des Empathie-Prozessmodells (EPM) in der allgemeinen Form, wie beschrieben bei Altmann und Roth (2013)

Zuerst muss ich den anderen Menschen und die Anzeichen für seine emotionale Situation wahrnehmen. Dazu gehören neben dem, was er sagt, beispielsweise auch Mimik, Körperhaltung, Tonlage und Sprechweise (z.B. herabhängender Kopf, gerunzelte Stirn, Blick auf den Boden und leise Stimme mit abfallender Betonung, oder z.B. direkter Augenkontakt, Lächeln, aufrechte Haltung, deutliche Stimme mit abwechslungsreicher Intonation). Diese Wahrnehmung kann natürlich unterschiedlich detailliert sein. Nehme ich z. B. auch Nuancen in der Mimik und Tonlage wahr oder höre ich nur das, was die andere Person wörtlich sagt.

Aus dem, was ich wahrgenommen habe, erstellt mein Gehirn ein mentales Modell der Situation und Emotionen meines Gegenübers. Das mentale Modell – die zweite Phase im EPM – ist wie ein inneres Abbild der anderen Person. Die Emotionen der anderen Person werden über die Spiegelneurone in meinem Gehirn aktiviert, sodass ich eine intuitive Vorstellung davon habe, wie die andere Person fühlt und denkt. Je detaillierter die Wahrnehmung vorher, desto besser stimmt mein mentales Modell mit der tatsächlichen Situation meines Gegenübers überein.

Mit dem mentalen Modell werden gleichzeitig auch die gleichen (oder zumindest ähnlichen) Emotionen der anderen über die Spiegelung in mir aktiviert. Ich erlebe also dieselben Gefühle und teile damit emotional das Erleben meines Gegenübers. Diese empathische Emotion – die dritte Phase im EPM – baut wiederum auf dem mentalen Modell auf und hängt daher wiederum mit dessen Qualität zusammen: Je besser das mentale Modell, desto stimmiger die empathische Emotion. Je stimmiger die empathische Emotion, desto besser kann ich die Bedeutsamkeit und Intensität der Emotionen nachvollziehen, die mein Gegenüber erlebt.

In der vierten und letzten Phase folgt meine Antwort bzw. Reaktion. Natürlich hängt diese auch wieder mit allen vorangehenden Phasen zusammen. Denn nur wenn meine empathische Emotion stimmig ist, ist auch meine Reaktion stimmig mit der Situation der anderen Person. In dieser letzten Phase kann ich mich entscheiden, ob und wie ich auf mein Gegenüber eingehen will. Hier sind die Möglichkeiten so vielfältig, wie wir es aus unseren eigenen und den Reaktionen unserer Mitmenschen kennen – vom einfühlsamen Nachfragen bis zum herabwürdigenden Ablehnen. An einem einfachen Beispiel lässt sich der ganze Prozess leichter nachvollziehen:

Beispiel

Nehmen wir an, Martin ist in dem Moment dabei, als sich Sabrina gerade mit einem Messer aus Versehen in den Finger schneidet. In der ersten Phasen, der Wahrnehmung, nimmt Martin die blutende Wunde, die weit geöffneten Augen und etwas später vielleicht die Tränen von Sabrina wahr. Sein Gehirn konstruiert nun in der zweiten Phase automatisch und ohne sein bewusstes Zutun eine Repräsentation, also ein mentales Modell der Situation, Gedanken und Gefühle von Sabrina. Das mentale Modell von Marin über Sabrina enthält die versehentlich zugefügte Wunde, Schmerz, Angst, Überraschung und den drängenden Impuls, die Blutung zu stoppen. Aus diesem mentalen Abbild ihrer Situation entsteht in der dritten Phase ebenso automatisch eine empathische Emotion. Er spürt also ähnlich wie Sabrina, wie unangenehm der Schmerz ist, sowie die Überraschung und die Angst. In der vierten und letzten Phase reagiert Martin nun auf die Situation von Sabrina. Er könnte beispielsweise einen Verbandskasten besorgen und sie durch Umarmen versuchen zu beruhigen.

Der Prozess der Empathie in der Interaktion kann also wie in Abbildung 1.2 dargestellt werden. Eine Person drückt (verbal oder nonverbal) eine Emotion aus, die die andere Person wahrnimmt und im Empathie-Prozess verarbeitet. Dieser Prozess ist natürlich kein bewusst kontrollierter, sondern läuft in Bruchteilen von Sekunden automatisch und zumeist völlig ohne unser Zutun ab. So hat mein Gehirn praktisch direkt ein mentales Modell und damit eine empathische Emotion in mir generiert, sobald ich eine

Emotion bei einem anderen Menschen erkennen kann. Wichtig sind dabei besonders mit Blick auf das Trainingsprogramm zwei Punkte. Erstens erlebe ich als Mensch praktisch automatisch einen empathischen Prozess in mir, auch wenn ich mir dessen selten bewusst bin. Als Menschen sind wir nicht nur soziale Wesen, sondern auch hochgradig empathische Wesen insofern, als dass wir die angeborene Tendenz haben, mentale Modelle und empathische Emotionen im Kontakt mit anderen zu generieren. Zweitens wissen wir nun, wie wir Einfluss auf unser empathisches Erleben und Handeln nehmen können, nämlich indem wir an den jeweiligen Phasen von Wahrnehmung bis Antwort ansetzen und den empathischen Prozess bewusst steuern.

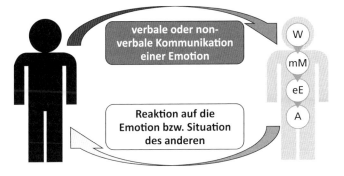

Abb. 1.2:
Empathie-Episode aus Sendung, Empfang, Verarbeitung und Reaktion auf eine kommunizierte Emotion innerhalb einer mindestens dyadischen Interaktion (W = Wahrnehmung, mM = mentales Modell, eE = empathische Emotion, A = Antwort), wie beschrieben bei Altmann (im Druck)

In diesem Trainingsprogramm werden besonders die zweite und die vierte Phase fokussiert, also das mentale Modell und die Antwort. In der zweiten Phase kann man besonders einfach und günstig den empathischen Prozess steuern und reflektieren. Das ist wichtig, um ungünstigen Antworten vorzubeugen und das eigene empathische Handeln im professionellen Einsatz authentisch, angemessen und hilfreich zu gestalten. Die vierte Phase ist außerdem im Fokus, da sich hier zeigt, wie ich auf die Situation meines Gegenübers reagiere. Als besonders relevant für die Arbeit in den sozialen Berufen hat sich eine bestimmte Art der Antwort herausgestellt, die man als »Kopf-hoch!«-Reaktion aus dem Alltag kennt. Dazu zählen solche Sätze wie »Kopf hoch!« oder »Das wird schon wieder«. Wie man sehen wird, sind diese Antworten empathisch kurzschlüssig und wirken sich negativ auf beide Beteiligte aus: sowohl auf den, der diese Antwort empfängt, als auch auf den, der sie sendet. Diese empathischen Kurzschlüsse werden daher im nächsten Kapitel ausführlich dargestellt und anhand des EPM erläutert.

1.2 Empathische Kurzschlüsse und emotionale Fehlhaltungen

Der Begriff Empathie ist zwar allgemein positiv besetzt ist und empathische Reaktionen gelten als äußerst wünschenswert. Aber jede Medaille hat zwei Seiten, und je heller die eine Seite leuchtet, desto dunkler ist die Schattenseite. Aus der Arbeit mit Empathie wissen wir, dass es auch im empathischen Handeln Gefahren und Risikofaktoren gibt, für die es sich zu sensibilisieren lohnt. Häufig erleben wir im beruflichen wie privaten Alltag, dass uns ein Mensch an seinem Leben teilhaben lässt. Er erzählt beispielsweise von Versagensängsten, von der schmerzhaften Trennung vom Lebenspartner oder vom plötzlichen Tod eines Familienmitglieds. Und nicht selten hören wir uns sagen oder hören von anderen solche Reaktionen, wenn wir selbst von uns erzählen: »Ach, das schaffst du ganz sicher, du bist doch ein schlauer Kopf«, »Oh, aber weine doch nicht gleich! Vielleicht ist es ja gut, dass ihr euch getrennt habt. Er ist einfach nicht gut genug für dich« oder »Sei nicht traurig, immerhin musste er keine Schmerzen erleiden«.

Diese Art von Antwort lädt die andere Person nicht zu einer weiteren Öffnung ein, sie gibt ihr eigentlich nicht einmal die Möglichkeit, ihre Emotionen frei auszudrücken. Im Gegenteil wird dadurch meist ein weiteres Gespräch erschwert oder gar unmöglich gemacht. Gleichzeitig scheint sich die Antwort aber irgendwie auf die Situation der anderen Person zu beziehen, wie kann es also sein, dass eine solche Antwort das Gespräch eigentlich eher beendet? Der entscheidende Kern dieser Art von Antwort ist die »Invalidierung«, also das Entwerten oder Ungültig-Machen. Das, was das Gegenüber ausgedrückt hat, wird verneint, verzerrt oder unterdrückt. Beispielsweise wird durch den Satz »Ach, das schaffst du ganz sicher, du bist doch ein schlauer Kopf« die Angst des Gegenübers vor dem Versagen invalidiert: Die Angst wird kleingeredet und als unangemessen oder unnötig abgetan. Durch »vielleicht ist es ja gut, dass ihr euch getrennt habt« bzw. durch »immerhin musste er keine Schmerzen erleiden« werden die tatsächlich vorhandenen negativen Gefühle eigentlich nicht ernst genommen,

bagatellisiert und mit anderen überdeckt. Wir merken also, dass diese Antworten nur oberflächlich Bezug auf die Situation des Gegenübers nehmen. Eigentlich gehen sie an der tatsächlichen emotionalen Situation vorbei und brechen damit die Interaktion ab.

Da diese Art von Antwort nicht wirklich auf die Situation der anderen Person gerichtet ist, aber so tut als wäre sie es, stellt sich die Frage, wie dies zustande kommt. Um das zu verstehen, sehen wir uns zuerst die ideale Antwort an und wie sie entsteht. Darin wird das, was das Gegenüber ausgedrückt hat, entsprechend validiert, also angenommen und bestätigt. In dieser Variante der Antwort würden wir also die Gefühle des Gegenübers aufgreifen, Verständnis rückmelden und dessen Situation unverzerrt annehmen. Anhand des EPM gedacht entspricht das dem Abgleich des eigenen mentalen Modells (mM) mit der Situation der anderen Person. Ich prüfe also, ob meine Vorstellung von der emotionalen Situation des Gegenübers mit dessen Empfinden übereinstimmt. Was ich als Antwort gebe, ist darauf ausgerichtet, diese Übereinstimmung herzustellen. Damit ist meine Antwort immer auf die tatsächliche Situation des Gegenübers orientiert. Jede Verzerrung, Verneinung oder Unterdrückung wäre also kontraproduktiv. Wenn ich dann durch die Überprüfung und vermutlich auch Korrektur meines mentalen Modells eine Übereinstimmung herstellen konnte, weiß mein Gegenüber, dass ich seine Sicht tatsächlich verstanden habe. Damit ist sie validiert. Alle Aktionen, alles Verhalten, das ich nun starte, hat also einen unverzerrten Bezug zur Situation des Gegenübers und ist damit stimmig (▶ Abb. 1.3). Selbst wenn ich mich dazu entschließe, mein Gegenüber abzulehnen oder zu ignorieren, geschieht dies auf Basis eines echten Verständnisses.

Voraussetzung dafür, diesen Abgleich einzugehen, ist die bereits beschriebene

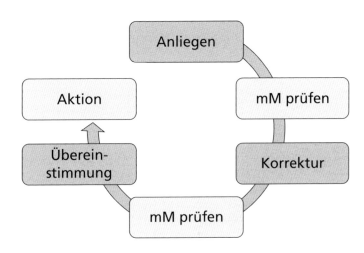

Abb. 1.3:
Kommunikativer Prozess des Abgleichs des eigenen mentalen Modells (mM) mit der Möglichkeit der Korrektur des Gegenübers, bis das eigene mentale Modell mit der Realität der anderen Person übereinstimmt und auf Basis dieser Übereinstimmung gehandelt werden kann, mit dem die Situation der anderen Person bis zur Übereinstimmung hergestellt wurde

Selbst-Andere-Differenzierung. Sie hilft mir, die Emotionen in mir zu unterscheiden: Welche sind meine eigenen und welche sind durch meine Empathie entstanden, gehören aber eigentlich zu der anderen Person. Hat mein Gegenüber intensive negative Emotionen und ich kann nicht ausreichend unterscheiden, erlebe ich die negativen Emotionen als meine eigenen. Gleichzeitig kann ich den Auslöser für diese Emotionen nicht ändern, da diese ja in der Situation der anderen Person liegen. Ich habe also negative Emotionen, an denen ich nichts ändern kann. Die einzige Variante, die mir bleibt, ist, die Situation der anderen Person umzudeuten. Beim Tod eines Familienangehörigen wird dann nur der positive Aspekt betont, dass es ja schön sei, dass er keine Schmerzen erleiden musste. Die Angst vor der Prüfung wird mit der Betonung der Kompetenz als nicht notwendig abgetan. Und die Trennung des Partners wird als Chance oder als gute Entwicklung uminterpretiert, weil man ja eh nicht zusammen gepasst hätte. Das emotionale Erleben der anderen Person wird also invalidiert. Wir können damit verstehen, dass hier aus einer empathisch aber unreflektiert übernommenen Emotion heraus gehandelt wird. Das Ziel ist tatsächlich nicht das Wohl der *anderen* Person, sondern die

Wiederherstellung der *eigenen* emotionalen Stabilität. Die einzige Möglichkeit, das zu gestalten, ist, die Interaktion zu unterbinden und die Emotion des Gegenübers zu invalidieren. Man geht also nicht den gemeinsamen Abgleich und lässt sich auf die tatsächliche Situation der anderen Person ein, sondern geht gleich vom ersten Kontakt zum Fazit des Gesprächs. Damit wird aber das kommunikative Potenzial der Interaktion ausgelöscht. Denn mit einem Satz wie »du brauchst keine Angst zu haben« ist das Fazit des Gesprächs bereits gezogen. Das Gegenüber müsste neu starten und z. B. sagen »ich habe aber Angst«, um das Thema weiter zu besprechen. Statt den Abgleich zu gehen, wird hier also eine Abkürzung gegangen, die die Interaktion kurzschließt (▶ Abb. 1.4). Das kommunikative Potenzial ist – ähnlich wie nach einem elektrischen Kurzschluss – danach gleich Null. Die Abkürzung wird nur gegangen, um die eigene emotionale Stabilität zu sichern, die aus Überforderung mit der emotionalen Situation der anderen Person gefährdet wurde. Dieses Kurzschließen in einer empathisch fordernden Situation (mit hoher emotionaler Spannung durch die negative Emotion beim Gegenüber) wird empathischer Kurzschluss (EKS; Altmann & Roth, 2013) genannt. Der EKS ist also der Versuch, die

15

unangenehme, empathisch entstandene Emotion im Inneren loszuwerden, indem die emotionale Situation im Äußeren durch Invalidierung beendet wird.

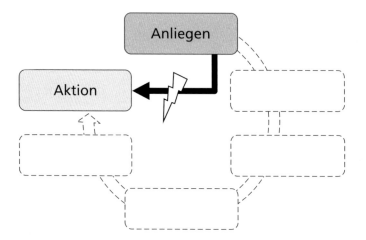

Abb. 1.4:
Empathischer Kurzschluss (EKS; Altmann & Roth, 2013) als Abkürzung in der kommunikativen Interaktion ohne Prozess des Abgleichs oder der gemeinsamen Reflexion

Bin ich beruflich häufig und intensiv mit Menschen im Kontakt, kann das leicht meine eigene emotionale Stabilität gefährden. Je deutlicher mein Gegenüber seine Gefühle äußert und je intensiver er Kontakt sucht, desto höher ist das Risiko, dass die Gefühle des Gegenübers auch zur Belastung für mich selbst werden – ob ich mir dessen bewusst bin oder nicht. Ein ungünstiger Umgang mit Empathie kann also zu empathisch kurzschlüssigem Handeln führen, auf Kosten der Qualität der Beziehung.

Das Prinzip des EKS sei am folgenden Beispiel aus Altmann (im Druck) anhand des Empathie-Prozessmodells verdeutlicht.

Beispiel

So sagt bspw. der eigene Vater mit 82 Jahren, dass er bald sterben werde und große Angst davor habe. Durch die Wahrnehmung wird ein mentales Modell aufgebaut, das die Angst und Verzweiflung des Vaters repräsentiert. Daraus entstehen empathisch ähnliche Emotionen in der eigenen Person, man fühlt also die Emotionen mit (wie zum EPM ▶ Kap. 1.1 beschrieben). Gerade solche »negativen« Emotionen können als sehr belastend empfunden werden und gefährden die emotionale Balance. Das gilt in besonderem Maße, wenn der Umgang mit den eigenen negativen Emotionen bereits als schwer erlebt wird oder spezifische Emotionen aufgrund des individuellen Lebenshintergrunds bzw. der Persönlichkeit gemieden werden. Diese Hintergründe werden allerdings nicht bewusst mit betrachtet. Es bleibt nur das belastende Gefühl, das man selbst nicht ändern kann, da deren Quelle in der anderen Person liegt. Um diese Belastung nun nicht spüren zu müssen, ist eine verzerrende Antwort notwendig, die das ursprüngliche mentale Modell, dem die empathische Emotion zugrunde lag, uminterpretiert oder widerlegt. So kann eine Antwort auf den Vater bspw. lauten, dass er doch sicher noch ein paar Jahre zu leben habe.

Dies bezieht sich zwar oberflächlich auf die Aussage des Vaters, aber geht eigentlich an dessen Situation – Konfrontation mit dem Ende des Lebens, Angst, Hilflosigkeit – fundamental vorbei und bezieht sich faktisch nicht auf dessen eigentliches Erleben. Der Vater wird auf diese Antwort hin kaum seine Angst plötzlich verlieren und sich sagen, dass es wohl stimme und er wohl noch ein paar Jahre leben werde. Stattdessen rückt mit dieser nun offensichtlich selbstbezogenen Antwort die emotionale Stabilisierung der eigenen Person in den Mittelpunkt, denn sie stellt eine Verzerrung der Situation der anderen Person dar und dient primär der eigenen Person zur Selbstberuhigung.

Die Folgen des EKS sind die Unzufriedenheit und Enttäuschung für beide Beteiligten: Mein Gegenüber wollte Verständnis haben, wird aber durch meine kurzschlüssige Antwort invalidiert; und ich selbst spüre eigentlich auch, dass meine Antwort der Situation nicht wirklich gerecht wird und eigentlich unzulänglich war. Kurzfristig ergibt sich daraus zwar eine Erleichterung von der negativen Emotion, die ich durch meine Empathie übernommen habe und als meine eigene erlebt habe. Und auch die Unzufriedenheit ist in dieser *einen einzelnen* Situation nicht bemerkenswert, weil für sich genommen ohne besondere Folgen. Langfristig aber sammele ich so aber über die Jahre der Tätigkeit immer mehr unaufgelöste Anspannungen aus unbefriedigenden Interaktionen an. Langfristig steigt in mir unmerklich der Gedanke der Unzulänglichkeit. Ein typischer Umgang damit ist die Entwicklung von Zynismus und einer menschlichen Distanz zum Gegenüber. Langfristig führt dies zu diffusen Symptomen wie verstärktem Belastungserleben, Depressivität, Gereiztheit, Konfliktneigung, gesteigertem Stresserleben, Arbeitsunzufriedenheit, Burnout und psychosomatischen Beschwerden. Diese Symptome sind dann nicht spezifisch auf eine Ursache zurückführbar, so wie andauernde Kopfschmerzen nach einem Auffahrunfall auf das dabei verursachte Schädel-Hirn-Trauma rückführbar sind. Diese diffusen Symptome entstehen erst durch die Vielzahl der Frustrationen und sind damit nicht auf eine einzelne Situation oder einen einzelnen Auslöser rückführbar. Sie erscheinen uns damit als unerklärbar und als allgemeine Folge der Tätigkeit. Tatsächlich aber kann dahinter die Anhäufung kleiner empathischer Kurzschlüsse liegen, die wie kleine Wassertropfen irgendwann doch das Fass füllen und überlaufen lassen.

Empathisch kurzschlüssiges Handeln kann mit der Fehlbelastung bei körperlicher Arbeit verglichen werden. Wenn beispielsweise ein Pfleger einem Patienten beim Waschen und Anziehen hilft, erfordert das immer wieder seine körperliche Kraft. Daher wird in diesen Berufen immer wieder auf die richtige Körperhaltung hingewiesen. Doch die korrekte Haltung anzuwenden, fordert kurzfristig mehr Aufwand und mehr Aufmerksamkeit. Daher ist die Tendenz hoch, auch immer mal wieder eine schnellere, unkontrollierte Variante anzuwenden. Achtet der Pfleger an einem Tag mal nicht darauf, dass er eine korrekte Körperhaltung hat, wird sich diese einmalige Fehlhaltung keine schweren Folgen haben. Das Risiko besteht dann aber, dass man sich an diese Fehlhaltungen gewöhnt, weil es ja so auch meist schneller geht und man nicht drüber nachzudenken braucht. Langfristig schlägt sich diese Körperfehlhaltung natürlich in Rückenschmerzen und Gelenkverschleiß nieder. Diese Folgen sind nicht an einzelnen Situationen festzumachen, sondern ergeben sich erst durch die langfristige Anhäufung kleiner Situationen mit der Fehlhaltung.

Einen ähnlichen Verlauf kann auch die empathische Haltung mit sich bringen. In emotional spannungsreichen Situationen besteht hier die Tendenz, den kurzfristig schnelleren Weg mit dem geringeren Aufwand zu gehen. Der EKS ist natürlich die schnellere Variante und die Folgen sind kurzfristig so klein, dass sie leicht zu übergehen sind. Aber wenn diese ungünstige emotionale Haltung auf Dauer angewandt wird, sammeln sie sich zu langfristig gravierenden Folgen für die eigene emotionale Balance. Die oben genannten Symptome können sich als Folge daraus entwickeln. Die ungünstige Körperhaltung und die ungünstige empathische Haltung werden erst langfristig spürbar, sind dann aber chronisch.

Das Ziel in Empathietrainings sollte daher nicht einfach nur die reine Erhöhung der Empathie sein. Das wäre ähnlich wie ein reines Krafttraining, um die Folgen der schlechten Körperhaltung zu puffern. Stattdessen ist als Ziel günstiger, die vorhandene Empathie und das eigene empathische Handeln zu reflektieren und bewusst einzusetzen. Das Ziel ist also der reflektierte Umgang mit Empathie, um in emotional fordernden Situationen eine günstige empathische Haltung einsetzen zu können. Dazu brauche ich eine Balance: der einfühlsame Fokus auf meinem Gegenüber und der authentische Fokus auf mir selbst. Daraus ergibt sich die Selbst-Andere-Differenzierung, die mir einfühlendes Verhalten ermöglicht und mich gleichzeitig vor kurzschlüssigem Verhalten bewahrt. So können wir die Qualität der Interaktionen zu unseren Patienten und Klienten stärken und die langfristig negativen Folgen von emotionalen bzw. empathischen Haltungsschäden vermeiden.

1.3   Die präventive Kraft der Gewaltfreien Kommunikation

Ziel dieses Trainingskonzepts ist, den empathischen Kurzschluss (EKS) und dessen negative langfristige Folgen zu vermeiden, wie oben beschrieben wurde. Daraus ergeben sich zwei Teilziele: die Reflexion des eigenen Handelns und der Aufbau alternativer Verhaltensweisen, die in den Arbeitsalltag integriert werden können. In unserer Arbeit in den sozialen Berufen hat sich herausgestellt, dass die Methode der Gewaltfreien Kommunikation (GFK) hier sehr gut einsetzbar ist. Die GFK ist sehr auf die Reflexion der eigenen Empathie ausgerichtet und bringt den beidseitigen Fokus – auf mein Gegenüber und auf mich selbst – bereits mit. Außerdem wird die GFK zurzeit schon häufig in der sozialen und erzieherischen Arbeit eingesetzt und hat sich bewährt (in den Bereichen Erziehung (Hahn, 2007; Hart & Kindle Hodson, 2006; Muth, 2010), Beratung (Bryson, 2009; Fritsch, 2008; Haskvitz, 2006), private Konfliktlösung (Glasl, 2010; Holler & Heim, 2009; Klappenbach, 2006; Larsson, 2009; Rust, 2011) und berufliche Konfliktlösung (Bähner, Oboth & Schmidt, 2008; Mayer-Rönne, 2006; Oboth & Seils, 2008; Pásztor & Gens, 2007; Pink, 2007; Ponschab & Schweizer, 2004)).

In diesem Kapitel wird die GFK in ihrer Idee grob vorgestellt, da das Trainingskonzept immer wieder Elemente der GFK anwendet. Diese Darstellung ist jedoch keine ausführliche Einführung. Zur weiteren Lektüre eignen sich

- Marshall B. Rosenberg (2008): »Gewaltfreie Kommunikation: Eine Sprache des

Lebens« (Das ist das Standardwerk und eine sehr gut lesbare Einführung.)

- Marshall B. Rosenberg (2007): »Erziehung, die das Leben bereichert: Gewaltfreie Kommunikation im Schulalltag« (GFK in der Anwendung in der Schule mit vielen Beispielen.)
- Ingrid Holler (2010): »Trainingsbuch Gewaltfreie Kommunikation« (Durch die Übungen wird die Methode verständlicher und ermöglicht gleichzeitig das Selbststudium.)
- Serena Rust (2011): »Wenn die Giraffe mit dem Wolf tanzt: Vier Schritte zu einer einfühlsamen Kommunikation« (Sehr leichte Lektüre für zwischendurch, die aber die Haltung der GFK gut vermittelt.)

Im Zentrum der GFK stehen vier Schritte, an denen sich eine gewaltfreie Kommunikation orientieren kann. Sie können auch als konkrete Anleitung verstanden werden, was und vor allem wie etwas in der GFK geäußert wird und was nicht. Über die Anwendung der vier Schritte in der Kommunikation wird die Haltung der GFK umgesetzt. Die vier Schritte der GFK sind schnell skizziert. Im Wesentlichen geht es also in der GFK darum,

1. die konkrete Situation zu beschreiben, wie wir sie wahrnehmen,
2. unsere Gefühle zu äußern, die in der Situation aktiv sind,
3. unsere nicht erfüllten Bedürfnisse zu benennen und
4. eine konkrete Bitte zu formulieren, wie die Bedürfnisse erfüllt werden können.

Zu jedem Schritt gibt es in der GFK einen Gegenpol, also was jeweils nicht ausgedrückt werden sollte:

1. Beobachtung, keine Bewertungen,
2. Gefühle, keine Gedanken,
3. Bedürfnisse, keine Strategien,
4. Bitten, keine Forderungen.

In Anlehnung an Altmann (2010) wird ein kurzes Beispiel beschrieben, das den nicht gewaltfreien Ausdruck zeigt. Danach wird gezeigt, wie dieselbe Botschaft in der GFK aussehen würde. Das Beispiel: Die Mutter sagt am Abend zu ihrer 16-jährigen Tochter: »Nie machst du was im Haushalt, ich bin enttäuscht von dir, du bist wirklich faul. Ein Minimum an Arbeit könntest du ja vielleicht auch übernehmen, also wasch jetzt ab!« Es wird offensichtlich, dass Bewertungen wie »faul« oder implizite Vorwürfe wie »enttäuscht von dir« hier verwendet werden. Das eigentliche Bedürfnis, z. B. Unterstützung, Ordnung oder Wertschätzung, wird nicht ausgedrückt. Der Teil »wasch jetzt ab« deutet stark auf eine Forderung hin, statt auf eine Bitte. Eine Möglichkeit, dieselbe Botschaft gewaltfrei und damit im Sinne der GFK auszudrücken, wäre diese: »Wenn ich sehe, dass der Abwasch nicht gemacht ist, fühle ich mich traurig, weil ich das Bedürfnis nach Ordnung habe, und bitte dich, mir jetzt beim Abwaschen zu helfen.« Im Unterschied zum ersten Satz spricht die Mutter hier direkt an, wie es ihr geht, ohne die Schuld dafür gleich an die Tochter abzugeben. Sie macht deutlich, dass der nicht gemachte Abwasch Anlass für ihre Enttäuschung ist, nicht die Tochter. Der GFK-Ausdruck beschreibt die konkrete Situation (»wenn ich [jetzt] sehe...«), statt die Person insgesamt zu bewerten (»du bist wirklich faul«). Auch das Bedürfnis nach Ordnung wird konkret benannt. Damit sagt sie, dass sie traurig ist, weil sie selbst ein unerfülltes Bedürfnis hat. Die Tochter kann jetzt zur Erfüllung des Bedürfnisses beitragen und wird nicht mit Schuld oder unter Androhung von Strafe dazu genötigt zu gehorchen. Um diese Art der Kommunikation und ihre Anwendung in den sozialen Berufen besser zu verstehen, müssen wir uns

19

etwas genauer mit den einzelnen Schritten auseinandersetzen.

Der erste Schritt ist die Äußerung der *Beobachtung*. Wir geben also wider, was wir gehört und gesehen haben, um die Situation zu beschreiben. Dabei trennen wir die Beobachtung von der Bewertung. Statt mit »du bist faul« die ganze Person zu bewerten, beschreibe ich meine Beobachtung z. B. mit: »Ich sehe, dass dein Hausaufgabenheft mit unerledigten Aufgaben auf dem Tisch liegt.« In der Krankenpflege kann ich einen Patienten als reaktant und widerspenstig bewerten, oder meine Beobachtung mitteilen, indem ich sage, dass ich ihn vor drei Stunden gebeten habe, die Medikamente zu nehmen und sie jetzt immer noch auf seinem Tisch stehen. Die Bewertung führt oft dazu, dass wir den Menschen als Ganzes beurteilen und damit seinen Motivationen, Wünschen und Schwierigkeiten nicht gerecht werden. Die Konzentration auf das tatsächlich Beobachtbare ermöglicht, den Menschen zu verstehen und positiven Einfluss auf sein Verhalten zu haben. Ziel der Äußerung der Beobachtung ist eine Beschreibung der Situation, der mein Gegenüber zustimmen kann: »Ja, genau das ist passiert.« Auf dieser Basis ist eine positive Gestaltung der Interaktion viel wahrscheinlicher, als wenn ich mit einer Bewertung ins Gespräch starte.

Im zweiten Schritt teilen wir unsere *Gefühle* mit, die in der Situation ausgelöst wurden. Dabei unterscheiden wir Gedanken, wie »ich fühle mich missverstanden« oder »ich habe das Gefühl, du belügst mich«, von den Gefühlen. Auch wenn wir das Wort »fühlen« benutzen, drücken wir oft Gedanken aus. »Ich fühle mich missverstanden« drückt eigentlich aus, dass ich unsicher bin, weil ich den Gedanken habe, dass bei dir etwas anderes ankommt, als ich gemeint hatte. Gefühle sind direkt innerlich spürbar, während Gedanken häufig die eigentlichen Gefühle verschleiern.

Die Frage bleibt dann offen: Wie fühlen wir uns, wenn wir denken, nicht verstanden oder belogen zu werden? Wenn wir unsere Gefühle mitteilen, reden wir wieder über das, was die Situation eigentlich ausmacht. Denn wir erleben als Menschen das Leben eben über unsere Gefühle. Daher ist es für ein Gespräch klärend, für die Kommunikation vereinfachend und für die Interaktion erleichternd, wenn wir klar benennen, wie wir die Situationen erleben. Wenn wir uns im Gespräch auch darauf konzentrieren, die Gefühle des Gegenübers zu hören und zu verstehen, kann viel einfacher und leichter ein wesentliches und tiefes Verständnis geschaffen werden.

Das Benennen der *Bedürfnisse* kommt nun direkt danach im dritten Schritt. Die Bedürfnisse sind unsere motivierende Kraft, unser Antrieb. Die konkrete Umsetzung eines Bedürfnisses wird in der GFK als Strategie bezeichnet. Wir fahren in den Urlaub, weil wir ein Bedürfnis nach Erholung und Abwechslung haben. Wir gehen gemeinsam spazieren, weil wir ein Bedürfnis nach Bewegung und Kontakt haben. Wir fahren mit dem Auto statt mit dem Zug, weil wir ein Bedürfnis nach Unabhängigkeit und Leichtigkeit haben. Wir schreiben Bücher, weil wir ein Bedürfnis haben, Anerkennung zu bekommen und Begeisterung zu teilen. Da die Bedürfnisse das sind, was uns in unserem Verhalten leitet, wäre es auch nur vernünftig, darüber zu sprechen. So bringt es vielmehr Klarheit, wenn ich als Patient sage, dass ich Abwechslung brauche, statt mit vielen Worten zu erzählen, wie kahl die Wände hier auf der Station sind, wie öde es ist, die ganze Zeit im Bett zu liegen, oder wie einfallslos die Zeitungen heutzutage sind. Rege ich mich über die Zeitung auf, erhalte ich vielleicht von der freundlichen Pflegerin eine andere Zeitung mit mehr Bildern. Aber meinem Bedürfnis ist damit nur minimal entsprochen. Teile ich mein Bedürfnis direkter mit, hat sie vielleicht eine andere Idee, die mein Leben schöner macht. Selbst wenn es keine anderen Möglichkeiten geben sollte, für mein Bedürfnis zu sorgen, kann sie doch leichter empathisch mit meinem Wunsch nach Abwechslung sein als mit meinem Lamentieren über die langweiligen Zeitungen. Verständnis für meine Lage von anderen zu bekommen erleichtert mir die Akzeptanz meiner unerfüllten Bedürfnisse. Ebenso bringt es eine wesentliche Erleichterung und Klarheit mit sich, wenn ich mich bei meinem Gegenüber auf die Bedürfnisse konzentriere. Worum geht es dem anderen Menschen? So kann ich bei einem »Schulschwänzer« schneller und leichter ein tieferes Verständnis erreichen, wenn ich mich auf die Bedürfnisse nach Unabhängigkeit und Selbstbestimmung konzentriere. Je direkter sich jemand von mir verstanden fühlt, desto höher sind meine Chancen, dass er oder sie mit mir kooperiert. Denn wenn wir voneinander wissen, was uns wichtig ist und welche Bedürfnisse wir haben, finden wir eher eine gemeinsame Strategie. Wenn wir beide nur unsere eigenen Strategien durchsetzen wollen, stehen die Wahrscheinlichkeiten eher günstig für Konflikt und Unzufriedenheit.

Im vierten und letzten Schritt formuliere ich eine Möglichkeit, wie meine Bedürfnisse erfüllt werden können. Je konkreter ich meine *Bitte* formulieren kann, desto höher ist die Wahrscheinlichkeit, dass ich mit dem Ergebnis zufrieden sein werde. »Lass uns einfach einen schönen Abend haben« ist als Bitte offensichtlich viel zu unkonkret. »Bitte komm zwischen 19:00 und 19:30 Uhr nach Hause, setz dich mit mir auf die Couch, hör dir an, was ich heute erlebt habe und erzähl mir, was du heute erlebt hast« ist dagegen sehr konkret. Dazu muss ich mich klar mit dem auseinandersetzen, was ich eigentlich wirklich will. Das ist nicht immer einfach. Wenn sich Vater und Sohn nach einer Auseinandersetzung darauf einigen, »ab jetzt netter zueinander zu sein«, werden sie sich vermutlich bald wie-

der genau darüber streiten. Der Vater könnte stattdessen sagen, dass er den Sohn bittet, direkt nach der Schule nach Hause zu kommen oder eine SMS zu schicken, wenn er sich mit Freunden trifft. Der Sohn könnte den Vater bitten, dass Konfliktgespräche nur unter vier Augen und nicht in Anwesenheit von seinen Freunden geführt werden. Die Bitte ist dabei von der Forderung zu unterscheiden. Wenn ich eigentlich fordere, akzeptiere ich kein Nein als Antwort. Dann erpresse ich den anderen mit Schuld oder Androhung von Bestrafung. Der andere kann dann nur gehorchen oder rebellieren. Wenn ich bitte, akzeptiere ich auch ein Nein und frage dann nach, was den anderen davon abhält, der Bitte nachzukommen. Darüber bin ich wieder im Lösungsgespräch auf der Suche nach einem gemeinsamen Weg.

Damit wurden die vier Schritte der GFK in Kurzform beschrieben. Im Handbuch-Teil des Buches (▶ Kap. 4) sind die einzelnen Schritte in der detaillierten Anleitung nochmals erläutert. Wenn wir die GFK in der privaten Kommunikation oder in der Konfliktlösungsarbeit anwenden, sind alle Schritte wesentlich. In ihrer bisherigen Arbeit haben die Autoren die Erfahrung gemacht, dass der Fokus auf den Schritten 2 und 3, also auf den Gefühlen und Bedürfnissen, zumeist genügt. Wenn ich Verständnis für jemand anderen aufbauen möchte oder für Verständnis für meine Situation werben will, sind die Schritte 2 und 3 essenziell. Auch ist die Konzentration auf diese beiden Schritte eine verkürzte Variante der GFK im Sinne einer weiteren Reduzierung auf das Wesentliche. Die Hauptidee bleibt: Wir sind durch unsere Bedürfnisse gesteuert und erleben unsere (erfüllten und unerfüllten) Bedürfnisse in unseren Gefühlen – deswegen ist der einfachste Weg zur Verständigung, zur Umsetzung von Empathie und zur Klarheit in Gesprächen, uns auf die Gefühle und Bedürfnisse zu konzentrieren. Daher wird in unserem Training die

Methode der GFK als Rüstzeug und Hilfsmittel genutzt. Wir setzen die Schritte der GFK ein, um das mentale Modell des Empathie-Prozessmodells zu konkretisieren und darüber die Antwort zu verändern. Gleichzeitig lenken wir den Fokus auf die Gefühle und Bedürfnisse unseres Gegenübers und auch auf uns selbst. Mit dieser Balance können wir unser empathisches Handeln reflektieren und den empathischen Kurzschluss vermeiden.

2 Entwicklung des Trainings und Evaluation

Im folgenden Kapitel werden die Entwicklung des Trainingsprogramms beschrieben (▶ Kap. 2.1) und schließend Befunde aus einer Evaluationsstudie, in der das Programm hinsichtlich Akzeptanz und Wirksamkeit überprüft wurde (▶ Kap. 2.2), dargestellt.

2.1 Konzeption des Trainingsprogramms

Basierend auf den im vorangegangenen Kapitel skizzierten theoretischen Überlegungen standen diese Ziele im Zentrum der Entwicklung eines Trainingsprogramms: Zum einen soll das eigene empathische Handeln und Risiken empathisch kurzschlüssigen Handelns reflektiert werden; zum anderen sollen geeignete Handlungsalternativen aufgebaut werden und diese in den Arbeitsalltag integriert werden. Diese beiden Ziele wurden wiederum in Teilziele aufgegliedert. Bezüglich der ersten Zielsetzung, der Reflexion des eigenen empathischen Handelns und dem Erkennen der Risiken des empathischen Kurzschlusses, wurden folgende Teilziele formuliert:

- Erwerb von Wissen über das Phänomen der Empathie anhand des Empathie-Prozess-Modells,
- Sensibilisierung für Situationen, in denen Empathie im Alltag eine Rolle spielt,
- Reflexion über die eigene Art und Weise, empathisch zu handeln,
- Bewusstsein darüber, welche emotionalen Belastungsfaktoren in der zwischenmenschlichen empathischen Interaktion auftreten,

- Verständnis des Konzepts des emotionalen Kurzschlusses, Erkennen seines Auftretens im eigenen Handeln sowie Bewusstsein über dessen langfristigen Folgen.

Hinsichtlich der zweiten Zielsetzung, dem Aufbau von Handlungsalternativen sowie deren Integration in das Alltagsleben, wurden folgende Teilziele formuliert:

- Wissen über reflektierte empathische Formen der Kommunikation im Sinne der GfK,
- Verbesserung kommunikativer Kompetenzen in der Gesprächsführung,
- Verständnis, dass durch die Methode eine Balance zwischen Selbstempathie und Empathie für andere realisiert wird, die präventiv hinsichtlich der Folgen emotional kurzschlüssigen Verhaltens wirkt,
- Anwendung erworbener kommunikativer Kompetenzen im eigenen Handeln,
- Übertragung und Integration der Kompetenzen in den beruflichen Alltag (anhand realistischer Szenarien).

23

Um diese Ziele zu realisieren, wurde zunächst eine Vorform des Trainingsprogramms entwickelt, welches ungefähr drei Tage beansprucht. Hierbei wurden folgende didaktische Methoden eingesetzt: Vortrag, Diskussion, Übung, Fallarbeit. Da unser Anliegen vor allem auch darin bestand, spezifische Fertigkeiten und konkrete Interaktionsmuster einzuüben, wurde eine Vielzahl der einzelnen Trainingseinheiten betont erlebnis- und erfahrungsorientiert gestaltet. Diese Schwerpunktsetzung steht auch in Einklang mit bisherigen Erfahrungen und wissenschaftlichen Studien in der Interventionsforschung (z. B. Kahonen et al., 2012; Oflaz et al., 2011; Brunero, Lamont & Coates, 2010; Gunkel, 2011), die konsistent zeigen, dass erfahrungsorientierte Übungen sowie Rollenspiele und Fallarbeit erfolgreiche Interventionsmethoden

darstellen. Insbesondere das Rollenspiel kann als geeignete Methode betrachtet werden, da es der geschützte Rahmen der Übungssituation ermöglicht, sich auf neue Verhaltensweisen einzulassen (z. B. Bosse et al., 2012).

Die einzelnen Trainingsbausteine wurden, bevor die endgültige Version erstellt wurde, mit einer Gruppe von Experten aus der Alten- und Krankenpflege durchgeführt und von ihnen bewertet (vgl. hierzu im Detail: Altmann, im Druck). Basierend auf den Rückmeldungen der Teilnehmer dieser Vorstudie wurde das Trainingsmanual modifiziert. Die finale Version des Trainingsmanuals, wie es in hier vorgestellt wird, umfasst vier Tage (zwei volle Tage und zwei halbe Tage) und besteht aus insgesamt 37 Trainingseinheiten (▶ Kap. 4).

2.2   Ergebnisse einer Evaluationsstudie

Zur Überprüfung der Akzeptanz und Wirksamkeit des Trainingsprogramms wurde von Altmann (im Druck) eine Evaluationsstudie durchgeführt. Hierbei wurde ein quasi-experimentelles Design mit unbehandelten Kontrollgruppen realisiert. Die Stichprobe bestand aus Schülerinnen der Krankenpflege, bei denen das viertägige Trainingsprogramm in den regulären schulischen Unterricht implementiert wurde. Die Begründung, exemplarisch für diese Studie Krankenpflegeschüler zu wählen, liegt darin, dass von allen sozialen Berufen bei dieser Gruppe das Berufsbild am homogensten ist, sodass sie sich für eine entsprechende Analyse eignen. Die Schülerinnen fanden sich im dritten Ausbildungsjahr.

Insgesamt nahmen 210 Krankenpflegeschüler an dem Training im Klassenverband teil. 238 Schüler, die nicht am Training teil-

genommen hatten, wurden vergleichend als Kontrollgruppe untersucht. Das Training wurde unter formativen und summativen Kriterien untersucht: Die *formative Evaluation* bezog sich auf die *Akzeptanz* des Trainings bei den Teilnehmern, die *summative Evaluation* auf die beabsichtigte *Wirksamkeit* des Trainings. Abbildung 2.1 gibt das Studiendesign wieder.

Vor dem Training wurde in einem Prätest (Voruntersuchung; t1) eine Befragung anhand von einem psychologischen Fragebogen bei den Schülerinnen statt. Ziel war die Erfassung der Ausgangslage bezüglich relevanter psychologischer Merkmale, die mit der Zielsetzung des Trainings im Zusammenhang stehen. Diese Befragung wurde sowohl in der Trainingsgruppe wie auch der Kontrollgruppe durchgeführt. Bei der Trainingsgruppe wurde direkt im Anschluss daran das

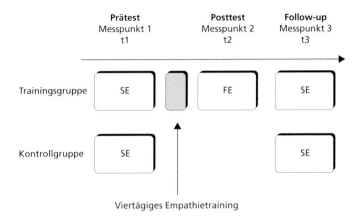

Abb. 2.1:
Untersuchungsdesign
der Evaluationsstudie bei
Altmann (im Druck)
(SE = Summative Evaluation;
FE = Formative Evaluation)

Trainingsprogramm durchgeführt, während bei der Kontrollgruppe der reguläre Unterricht stattfand. Im direkten Anschluss an das Trainingsprogramm fand bei der Trainingsgruppe anschließend die Nachbefragung statt (Posttest; t2), wobei hier ausschließlich formativ evaluiert wurde (Bewertung des Trainings, Bewertung der Trainer). Die formative Evaluation wurde natürlich bei der Kontrollgruppe nicht durchgeführt. Nach durchschnittlich 3,3 Monaten wurde mit allen Studienteilnehmern (Trainings- und Kontrollgruppe) erneut eine summative Befragung durchgeführt (Follow-up; t3), um die Wirksamkeit des Trainings zu analysieren. Diese Befragung, die nach der Trainingsphase stattfand, wurde im gleichen Modus (Durchführung im Klassenverband, Dokumentation etc.) wie der Prätest durchgeführt, wobei aus Gründen der Vergleichbarkeit der Fragebogen zum größten Teil in identischer Form zum Einsatz gelangte. Die Ergebnisse dieser Studie sind ausführlich bei Altmann (im Druck) wiedergegeben und diskutiert. An dieser Stelle erfolgt eine knappe Zusammenfassung.

Die Ergebnisse der *formativen Evaluation* ließen sich durchweg als positiv einschätzen. So wurde das Training insgesamt von den Teilnehmern mit gut bis sehr gut bewertet. Gute bis sehr gute Bewertungen wurden zudem hinsichtlich folgender Aspekte abgegeben:

- Dauer des Trainings,
- Menge der behandelten Inhalte,
- Verständlichkeit der Trainingsinhalte,
- Tempo der Vermittlung bzw. Erarbeitung der Trainingsinhalte,
- Verhältnis von Theorie und praktischen Übungen,
- erwartete Umsetzbarkeit in den Berufsalltag,
- Lernerfolg.

Den Lernerfolg konnten die Autoren neben den Selbstaussagen der Teilnehmer auch anhand der Ergebnisse eines von den Autoren durchgeführten Wissenstests bestätigen.

Für die Beurteilung der *Wirksamkeit* wurden psychologische Standardverfahren eingesetzt, die entsprechend der Zielsetzung die Bereiche »Berufliche Belastung«, »Emotionale Kompetenz«, »Soziale Kompetenz«, »Empathie«, »Erleben eigener Emotionen« und »Psychische Befindlichkeit« erfassten. Eine Wirksamkeit gilt dann als nachgewiesen, wenn bedeutsame Veränderungen in den genannten Merkmalen zwischen t1 und t3 bei der Trainingsgruppe auftraten, die bei der Kontrollgruppe im gleichen Zeitraum nicht auffindbar waren. In diesem Sinne konnten die Autoren bezüglich der folgenden Merkmale eine deutliche Wirksamkeit des Programms nachweisen (im Detail bei Altmann, im Druck):

- Abnahme des Gefühls, beruflich überfordert zu sein,
- Abnahme von depressiver Befindlichkeit und einer Unsicherheit im Sozialkontakt,
- Verringerung der beruflichen Irritation, d.h. der arbeitsbezogenen Folgen von beruflicher Beanspruchung, die sich in einem psychischen Erschöpfungszustand bzw. einer psychischen Beeinträchtigung im Befinden niederschlagen,
- Erhöhung der Fähigkeit, die eigenen Gefühle (positive wie auch negative) zu erkennen und zu verstehen,
- Steigerung der Toleranz gegenüber anderen Meinungen, worunter auch die Fähigkeit gefasst wird, Werthaltungen und Normen in Frage zu stellen und bei sich und anderen selbst korrigieren zu können sowie die Gesellschaft von Menschen verschiedenster Werthaltungen zu suchen,
- Erhöhung der Fähigkeit, anderen zuzuhören,
- Erhöhung der Fähigkeit, Wahrnehmungen ohne Bewertungen beschreiben zu können,
- Erhöhung des bewussten Wahrnehmens und Deutens von eigenen Emotionen und korrespondierenden Körperwahrnehmungen,

- Erhöhung des Erlebens von Selbstwirksamkeit im emotionalen Bereich,
- Erhöhung der Akzeptanz der eigenen Gefühle,
- Erhöhung der Bereitschaft, sich zur Erreichung langfristig positiver Ziele auch mit akut negativen Situationen zu konfrontieren,
- Steigerung des Ausmaßes an Empathie, das für andere gegeben wird.

Insgesamt legen die Befunde damit den Schluss nahe, dass für das vorliegende Trainingsprogramm eine spezielle Wirksamkeit empirisch nachgewiesen werden konnte. Diese zeigte sich entsprechend unserer Zielsetzung (▶ Kap. 2.1) besonders in den Bereichen der Empathie für andere, Selbstempathie und Belastungserleben. Die Teilnehmerinnen erleben sich nach dem Training in emotional belastenden Situationen als handlungsfähiger, was deutlich darauf schließen lässt, dass der empathische Kurzschluss verhindert werden kann. Die damit einhergehenden positiven Veränderungen im Befinden (weniger Belastungssymptome) sprechen dafür, dass damit eine langfristige Verbesserung erreicht werden kann.

3 Durchführungshinweise

Im Folgenden werden einige Hinweise gegeben, die bei der Planung und Durchführung des Trainings beachtet werden sollten. Die Autoren umreißen zuerst kurz die Zielprobe, für die dieses Training konzipiert wurde (▶Kap. 3.1) und gehen dann auf allgemeine Rahmenbedingungen ein, die die Autoren für beachtenswert halten: z. B. Anforderungen an die Trainer, Einsatz von Pausen oder Gruppengröße (▶Kap. 3.2). Schließlich wird der Grobaufbau des Trainings beschrieben und drei Varianten zur Durchführung vorgestellt: die Standardvariante, eine Kurz- und eine Minimalvariante (▶Kap. 3.3).

3.1 Zielgruppe

Das Trainingsprogramm richtet sich an alle Personen, die in sozialen Berufen tätig sind, insbesondere Krankenpflegerinnen, Sozialarbeiterinnen und Erzieherinnen. Das Trainingsprogramm eignet sich sowohl für die Ausbildung als auch als Fortbildungsmaßnahme für soziale Berufe.

3.2 Rahmenbedingungen der Durchführung

Anforderungen an die Leitenden (LE)

Die LE sollten mit dem vorliegenden Trainingsprogramm vertraut sein. Es ist dringend notwendig, dass sich die LE vor Durchführung des Trainings ausführlich mit der Gewaltfreien Kommunikation beschäftigt haben. Hilfreich (wenngleich nicht notwendig) ist es, wenn zuvor entsprechende Fortbildungsveranstaltungen besucht wurden, da hier die praktischen Erfahrungen erlernt und reflektiert werden können, die im Training vermittelt werden sollen.

Weiterhin wird davon ausgegangen, dass die LE bereits über Erfahrungen und entsprechende Kompetenzen in der Durchführung von Gruppenarbeiten verfügen.

Gruppengröße

Die Gruppengröße hängt von der Anzahl der LE ab. Wenn zwei LE zur Verfügung stehen (Idealfall), sind Gruppen mit bis zu 30 Teilnehmenden (TN) möglich. Wenn nur ein LE vorhanden ist, empfehlen die

Autoren eine maximale Gruppengröße von 20 Teilnehmenden.

Didaktische Formen

Im Programm werden folgende Arbeitsformen unterschieden:

- Vortrag: In diesen Einheiten werden den TN Kenntnisse in einem Vortrag vermittelt. Die angegebenen Durchführungshinweise sind in diesem Fall als Skizze des Vortragstextes zu verstehen. Diese Passagen sind *kursiv* dargestellt.
- Gruppenarbeit: In diesen Formen sollen die TN die erworbenen Kenntnisse vertiefen.
- Gruppenübung: Die TN üben bestimmte praktische Fertigkeiten im Rollenspiel ein.
- Gruppendiskussion: Unter Anleitung wird in der Trainingsgruppe eine Diskussion zu einem Thema durchgeführt.

Zeitangaben

Die im Manual vorgegebenen Zeiteinheiten sind als grobe Richtwerte zu verstehen, da unseren Erfahrungen zufolge durchaus starke Schwankungen auftreten können.

Pausenplanung

Es ist darauf zu achten, dass genügend Pausen eingeplant werden. Nach unseren Erfahrungen ist es optimal, wenn eine Mittagspause von mindestens 45 Minuten eingeplant wird sowie zusätzliche Pausen von ca. 10 bis 20 Minuten, die in der Regel spätestens nach 90 Minuten Arbeitszeit durchgeführt werden sollen.

Gruppeneinteilungen im Training

Im Rahmen des Trainingsprogramms werden verschiedene Übungen in Kleingruppen mit 2–5 TN (je nach Übungsanforderungen) durchgeführt. Hierbei ist von den LE zu entscheiden, nach welchen Gesichtspunkten die Gruppen zu bilden sind. Wenn sich die TN bereits vor dem Training kennen, wird von den TN oftmals eine »Zufallseinteilung« abgelehnt und zumeist gebeten, selbstständig die Gruppen (nach Vorlieben) zu bilden. Dies führt allerdings in der Regel dazu, dass während des gesamten Trainings die gleichen Gruppen gebildet werden. Die Erfahrung hat gezeigt, dass es sinnvoll ist, die TN zu Beginn des Trainings darauf hinzuweisen, dass es für den Übungserfolg besser ist, wenn häufig neue Gruppenzusammensetzungen entstehen, sodass LE die Gruppen im Regelfall nach dem Zufallsprinzip bilden. Bei solchen Einheiten hingegen, in denen in Kleingruppen die Möglichkeit bestehen soll, auch persönliche Themen anzusprechen, wird die Gruppenbildung hingegen den TN selbst überlassen.

Trainingsplanung

Es bietet sich an, das Training in größeren, kompakten Einheiten durchzuführen. Die von uns vorgeschlagene Standardvariante sieht vier aufeinanderfolgende Tage vor (s. u. Aufbau des Trainings). Wenngleich eine solche Darbietung nicht immer möglich (und/oder erforderlich) erscheint, so sollte bedacht werden, dass oftmals theoretische Einheiten und Übungen stark zusammenhängen und daher Trainingsblöcke nicht kürzer als drei Stunden dauern sollten.

Hausaufgaben

In diesem Trainingsprogramm sind keine Hausaufgaben für die TN vorgesehen. Allerdings ist es sinnvoll, wenn die TN am Ende eines Trainingsblocks informiert werden, falls bei den nächsten Einheiten Beispiele für Übungen benötigt werden. Sie sollten dann aufgefordert werden, entsprechende Beispiele zu Hause zu überlegen und in die nächste Trainingseinheit mitzubringen. Dieses Vorgehen hat sich als vorteilhaft erwiesen, da es TN oftmals schwer fällt, ad hoc Übungsbeispiele während des Trainings zu generieren.

Einführung in einen Trainingstag/ Abschluss eines Trainingstages

Die Autoren empfehlen zu Beginn jedes Trainingstages eine kurze Wiederholung der zentralen Inhalte und Erkenntnisse des vorangegangenen Tages zu präsentieren. Ebenso sollten am Ende jedes Trainingstages wesentliche Inhalte zusammengefasst dargestellt werden.

3.3 Aufbau des Trainings

In Kapitel 4 sind die einzelnen Einheiten des Trainings beschrieben, wobei zwischen den inhaltlichen Einheiten und Zusatzeinheiten unterschieden wird. Die inhaltlichen Einheiten (E) können in jedem Training eingesetzt werden. Bei den Zusatzeinheiten (Z) handelt es sich um Trainingseinheiten, die nur unter bestimmten Voraussetzungen eingesetzt werden sollten, wie z. B. gruppendynamische Übungen, die nur indiziert sind, wenn sich die Gruppe neu zusammenfindet und vorher nicht kannte.

In der Evaluation wurde die Standardvariante des Trainings durchgeführt, in der sich das Training über vier Tage erstreckte. Am ersten und vierten Tag wurde jeweils ein halber Trainingstag (ca. 3–4 Stunden, inkl. Pausen), am zweiten und dritten Tag ein voller Trainingstag (ca. 7 Stunden, inkl. Pausen) beansprucht. Die Reihenfolge der in Kapitel 4 wiedergegebenen Trainingsinhalte stellt im Wesentlichen die Abfolge der Trainingsinhalte in der Standardvariante dar, also alle Einheiten und Zusatzeinheiten in Vollständigkeit (wobei die Zusatzeinheiten gebündelt am Ende dargestellt sind). Im Folgenden werden zusätzlich zur Standardvariante auch eine Kurzvariante und eine Minimalvariante anhand der Einheiten aufgelistet. Die LE können daran entscheiden, wie viel Zeit sie einplanen können/wollen und welche Variante dafür entsprechend die günstigste ist.

3.3.1 Die Standardvariante des Trainings

In der Standardvariante sind alle Einheiten enthalten, die für das Trainingskonzept entwickelt wurden. Die Einheiten sind im Folgenden so aufgelistet und auf die vier Tage verteilt, wie sie in den Trainings der Evaluationsstudie (▶ Kap. 2) durchgeführt wurden.

Tag 1 (halber Trainingstag)
Z-01   Vorstellung: Trainingsleitende und Trainingsstruktur
Z-02   Wer bin ich? – Vorstellung der Teilnehmenden
Z-03   Wunschbaum: Was erwarte ich mir vom Training?
Einführung in die Theorie der Empathie
E-01   Eigene Vorstellungen zum Konzept Empathie
E-02   Phasen des Empathie-Prozessmodells (EPM)

E-03   Auseinandersetzung mit dem Empathie-Prozessmodell

E-04   Empathie – Simply the best?

E-05   Empathie – Was gebe ich und was brauche ich?

E-06   Der empathische Kurzschluss (EKS)

E-07   Eigene Beispiele zum empathischen Kurzschluss

Tag 2   (voller Trainingstag)

Schritte der Gewaltfreien Kommunikation

E-08   Einführung in die Gewaltfreie Kommunikation (GFK)

E-09   Noch mehr Wölfe – Eigene Beispiele

E-10   Das Konzept der Bedürfnisse in der GFK

E-11   Bedürfnisse erkennen

E-12   Bedürfnisse oder Strategien

E-13   Bedürfnisliste

E-14   Bedürfnisse und Gefühle

E-15   Die Welt der Gefühle

E-16   Gefühle vs. Gedanken

E-17   Gefühle erkennen

E-18   Beobachtung

E-19   Beobachtung und Bewertung

E-20   Giraffensprache – Alle vier Schritte der Gewaltfreien Kommunikation

E-21   GFK an eigenen Beispielen

Tag 3   (voller Trainingstag)

Z-04   Gewaltfreie Kommunikation – Rückblick und Vertiefung

Anwendung der GFK: Selbst- und Fremdempathie

E-22   Aufmerksamkeit ist spürbar

E-23   Kontrollierter Dialog

E-24   Doppeln

E-25   Zuhören mit Gewaltfreier Kommunikation

E-26   Angst? Quatsch!

E-27   Du Idiot

E-28   Selbstempathie

Tag 4   (halber Trainingstag)

Z-05   Rückblick und Vertiefung: GFK im EPM gegen den EKS

Transfer in die Praxis

E-29   Echte Empathie – immer möglich?

E-30   Kennzeichen adäquater Antworten

E-31   Fallbeispiel

Z-06   Zurück zum Wunschbaum

3.3.2   Die Kurzvariante des Trainings

In dieser gekürzten Fassung des Standardtrainings sind alle Zusatzeinheiten und einige vertiefende Einheiten nicht mehr enthalten. Es wird damit vorausgesetzt, dass sich die Gruppe bereits gut kennt und an die Art der Arbeit in Trainings/Seminaren gewohnt ist. Da nur wenige und keine essenziellen Einheiten gestrichen wurden, wird vermutet, dass diese Variante des Trainings ähnliche Effekte erzielen kann wie die Standardvariante. Allerdings muss vermutet werden, dass durch die weniger intensive Verarbeitung durch weniger Zeit und weniger Einheiten die Inhalte entsprechend weniger gut im Gedächtnis bleiben und nicht dieselbe Tiefe der Reflexion und Verankerung im eigenen Verhalten wie in der Standardvariante ermöglicht wird. Dem ließe sich aber entgegenkommen, indem man gelegentliche Auffrischungen anbietet (z. B. Wiederholung einiger Übungen oder Bearbeitung von Fallbeispielen anhand der im Training bearbeiteten Konzepte EPM, EKS und GFK) und die Einheiten intensiv begleitet, damit der Effekt des Trainings greifen kann. Die Einheiten sind auf zwei volle Trainingstage wie folgt verteilbar.

Tag 1   (voller Trainingstag)

Einführung in die Theorie der Empathie

E-01   Eigene Vorstellungen zum Konzept Empathie

E-02   Phasen des Empathie-Prozess-modells (EPM)

E-04   Empathie – Simply the best?

E-05   Empathie – Was gebe ich und was brauche ich?

E-06   Der empathische Kurzschluss (EKS)

Schritte der Gewaltfreien Kommunikation

E-08   Einführung in die Gewaltfreie Kommunikation (GFK)

E-10   Das Konzept der Bedürfnisse in der GFK

E-11   Bedürfnisse erkennen

E-13   Bedürfnisliste

E-14   Bedürfnisse und Gefühle

E-17   Gefühle erkennen

E-18   Beobachtung

E-19   Beobachtung und Bewertung

E-20   Giraffensprache – Alle vier Schritte der gewaltfreien Kommunikation

E-21   GFK an eigenen Beispielen

Tag 2   (voller Trainingstag)

Anwendung der GFK: Selbst- und Fremdempathie

E-22   Aufmerksamkeit ist spürbar

E-23   Kontrollierter Dialog

E-25   Zuhören mit Gewaltfreier Kommunikation

E-28   Selbstempathie

Transfer in die Praxis

E-29   Echte Empathie – immer möglich?

E-30   Kennzeichen adäquater Antworten

E-31   Fallbeispiel

3.3.3 Die Minimalvariante des Trainings

Diese Variante des Trainings enthält nur die essenziellsten Einheiten, um die grundlegendsten Elemente des Trainings zu transportieren. Es sind also noch weniger üben-

de Einheiten als in der Kurzvariante enthalten. Daher ist diese Variante natürlich eher theorielastig und spiegelt nur bedingt den Charakter des eigentlichen Trainings wider, das sich über die Balance von Theorie und praktischen Übungen definiert. Es ist nur ratsam, diese Minimalvariante durchzuführen,

- wenn bereits einige Vorkenntnisse bei den TN bestehen,
- wenn nur sehr wenig Zeit zur Durchführung zur Verfügung steht,
- wenn die Standard- oder Kurzvariante dieses Trainings oder ein ähnliches Training bereits vor einiger Zeit durchgeführt wurde und diese Minimalvariante als Auffrischung verwendet werden soll,
- wenn den TN mit dieser Minimalvariante eine erste Konfrontation mit der Thematik angeboten werden soll, um daraufhin zu entscheiden, ob die Arbeit daran vertieft werden soll oder nicht.

Die Einheiten lassen sich an einem vollen Trainingstag wie folgt durchführen.

Tag 1   (voller Trainingstag)

Einführung in die Theorie der Empathie

E-02   Phasen des Empathie-Prozess-modells (EPM)

E-06   Der empathische Kurzschluss (EKS)

Schritte der Gewaltfreien Kommunikation

E-08   Einführung in die Gewaltfreie Kommunikation (GFK)

E-10   Das Konzept der Bedürfnisse in der GFK

E-11   Bedürfnisse erkennen

E-13   Bedürfnisliste

E-14   Bedürfnisse und Gefühle

E-17   Gefühle erkennen

E-20   Giraffensprache – Alle vier Schritte der Gewaltfreien Kommunikation

4 Übungen

In diesem Kapitel, das den Hauptteil des Manuals ausmacht, werden die einzelnen Einheiten im Detail beschrieben. Dabei wird für jede Einheit auf die folgenden Punkte eingegangen:

- Art der Einheit
- Kurzbeschreibung
- Ziele
- Material und Vorbereitung
- Dauer
- Voraussetzungen und Einbettung im Training
- Anleitung zur Durchführung
- Hinweise und eigene Erfahrungen

Die Einheiten sind dabei entsprechend der Standardvariante aufgeführt. Die Beschreibungen sind unterteilt in die inhaltlichen Bereiche »Einführung in die Theorie der Empathie« (▶ Kap. 4.1), »Schritte der Gewaltfreien Kommunikation« (▶ Kap. 4.2), »Anwendung der GFK: Selbst- und Fremdempathie« (▶ Kap. 4.3), »Transfer in die Praxis« (▶ Kap. 4.4) und die »Zusatzeinheiten« (▶ Kap. 4.5). Sie finden dabei jeweils auch die Verweise auf die dazugehörigen Folien aus dem PowerPoint-Foliensatz, der vollständig mit diesem Buch zur Verfügung gestellt wird. Die Folien[1] können Sie als PowerPoint-Datei unter diesem Link kostenfrei herunterladen: http://downloads.¬kohlhammer.de/?isbn=978-3-17-025156-4 (Passwort: vrdw7305).

4.1 Einführung in die Theorie der Empathie

E-01 Eigene Vorstellungen zum Konzept Empathie

Art der Einheit

Gruppenarbeit

---

[1] Wichtiger urheberrechtlicher Hinweis: Alle zusätzlichen Materialien, die im Download-Bereich zur Verfügung gestellt werden, sind urheberrechtlich geschützt. Ihre Verwendung ist nur zum persönlichen und nichtgewerblichen Gebrauch erlaubt. Jede Verwendung außerhalb der engen Grenzen des Urheberrechts ist ohne Zustimmung des Verlags unzulässig und strafbar. Das gilt insbesondere für Vervielfältigungen, Übersetzungen, Mikroverfilmungen und für die Einspeicherung und Verarbeitung in elektronischen Systemen.

Kurzbeschreibung

Diese Einheit besteht aus zwei Teilen: Zunächst wird den TN als Einstieg ein vierminütiger Filmausschnitt präsentiert, der als erste Impression zum Phänomen Empathie dient. Anschließend diskutieren die TN in Gruppen ihr eigenes Verständnis zum Konzept der Empathie.

Ziele

- Aktivierung des Wissens und der Vorstellungen der TN zum Konzept Empathie
- Klärung und Auseinandersetzung mit der eigenen Sichtweise zur Empathie
- Verständnis, dass es unterschiedliche Möglichkeiten gibt, den Begriff Empathie zu verstehen und dass diese unterschiedlichen Auffassungen ihre Berechtigung haben

Material und Vorbereitung

- Filmausschnitt »Merci« von Christine Rabette
- Folie 01
- Flipchartbögen und Stifte

Dauer

ca. 20 bis 30 Minuten

Voraussetzungen und Einbettung im Training

- Für diese Einheit bestehen keine direkten Voraussetzungen.
- Die Einheit eignet sich als Einstieg in die Thematik Empathie.

Anleitung zur Durchführung

Als Beginn dieser Einheit wird vorgeschlagen, mit einem Ausschnitt aus dem Kurzfilm »Merci« von Christine Rabette als Impression zu starten (bei youtube zu finden). In einem etwa vierminütigen Ausschnitt daraus wird gezeigt, wie ein Mann in einer Straßenbahn anscheinend grundlos anfängt, herzlich zu lachen. Nach und nach werden die anderen Mitfahrenden vom Lachen angesteckt, bis schließlich der ganze Wagon lauthals lacht. Anschließend an die Filmpräsentation sollen von den LE offene Fragen an das Plenum gestellt werden, um die Aktivierung des Konzepts zu vertiefen. Zum Beispiel: Wer von euch wurde vom Lachen angesteckt? Was ist hier passiert? Warum lassen wir uns anstecken? Was passiert dabei überhaupt? Ist das Empathie?

Nach einem kurzen Gedankenaustausch der TN im Plenum fassen die LE die Äußerungen als Fragen zusammen (z.B.: Was ist eigentlich Empathie? Wozu ist Empathie gut? Was kann unter Empathie alles verstanden werden?) und leiten den zweiten Teil der Einheit, die als Gruppenarbeit gestaltet wird, ein (▶ Folie 01). Die TN sollen sich hierfür in 4er-Gruppen zusammenfinden und im gemeinsamen Austausch folgende Aufgaben erfüllen: 1. Zunächst sollen die TN in gemeinsamer Diskussion Assoziationen zum Konzept »Empathie« sammeln und damit ein (vermutlich zunächst unstrukturiertes) Netz oder eine Mindmap an Assoziationen aufbauen (Brainstorming). Die assoziativen Begriffe sollen auf einem Flipchartbogen dargestellt werden. 2. Aus dieser Menge an Worten sollen sie nun die wichtigsten als Kernbegriffe heraussuchen und einkreisen,

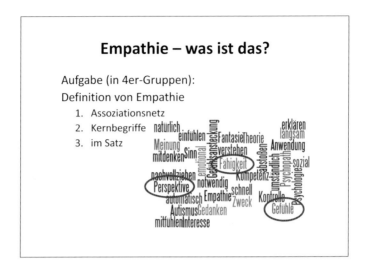

Folie 01

und schließlich 3. damit eine eigene Definition aufstellen: »Empathie ist...«

Die Gruppen stellen danach jeweils ihr Ergebnis vor (Kernbegriffe und der finale Satz auf einem Flipchartbogen) und erläutern dieses den anderen TN im Plenum. Die TN und die LE können zum Verständnis nachfragen. Wenn alle Gruppen ihr Ergebnis vorgestellt haben, können die LE die genannten Aspekte zusammenfassen und eine übergeordnete Definition, die alle – wenn möglich – einschließt, als Gesamtergebnis vorschlagen. Weiterhin können die LE aus diesen Elementen das weitere Training für die TN vorstrukturieren und erläutern, welche Elemente an welchen Tagen/zu welchen Zeiten wie bearbeitet werden sollen, um der theoretischen Definition mit Übungen zur praktischen Anwendung Leben zu geben.

Hinweise und eigene Erfahrungen

Es sollte darauf geachtet werden, dass sich die LE in der Phase der Gruppenarbeit sowie in der anschließenden Phase der Präsentation mit bewertenden Kommentaren, die ein freies »Brainstorming« behindern, zurückhalten. Dies wird oftmals erschwert,

da manche TN nachfragen, ob bestimmte Ideen richtig seien (z. B. »Wir überlegen gerade, ob man auch mitleiden muss. Gehört das auch zur Empathie?«). Hier sollte darauf verwiesen werden, dass es an dieser Stelle darum geht, die Konzepte der TN zu eruieren und das Verständnis der LE zum Thema Empathie an späterer Stelle dargestellt wird. So wird dem aktuellen Empathieverständnis der TN entsprochen und die LE können auf diese Gedanken der TN im späteren Verlauf des Trainings zurückgreifen.

Bei der Darstellung der Ergebnisse der TN kommt es freilich nach den ersten Vorstellungen zu Wiederholungen. Um diese zu vermeiden, kann es sinnvoll sein, im Verlauf die TN zu bitten, sich bei ihrer Vorstellung darauf zu konzentrieren, welche Unterschiede ihre Konzeption zu den vorangegangenen aufweist.

Unter Umständen ist es für die LE schwierig, die teilweise heterogenen Darstellungen abschließend zusammenzuführen. Hier kann es hilfreich sein, zwischen allgemeinem Konsens und uneinheitlichen Aspekten zu unterscheiden (z. B. »Allgemeiner Konsens besteht darin, dass ... Empathie ausmacht. Weitere Kennzeichen, die aber nicht von allen als solche geteilt werden, sind ...«).

35

E-02 Phasen des Empathie-Prozessmodells (EPM)

Art der Einheit

Vortrag

Kurzbeschreibung

In dieser Einheit wird das Empathie-Prozessmodell nach Altmann und Roth (2013) als integratives Modell vorgestellt, welches als Rahmenverständnis für das Konzept Empathie dienen soll.

Ziel

Kenntnis des Empathie-Prozessmodells (EPM) als integratives Beschreibungs- und Erklärungsmodell für empathische Phänomene

Material und Vorbereitung

Folien 02–09

Dauer

ca. 20 bis 30 Minuten

Voraussetzungen und Einbettung im Training

- Es bestehen keine direkten Voraussetzungen für diese Einheit, allerdings ist es sinnvoll, wenn die TN vorher ihr Verständnis von Empathie aktiviert haben (z.B. durch Übung E-01).
- Die Darstellung des Empathie-Prozessmodells in dieser Einheit ist eine grundlegende Voraussetzung für eine Vielzahl weiterer Arbeitseinheiten, in denen das Modell zur Verdeutlichung bestimmter Phänomene herangezogen wird. Es sollte daher notwendigerweise zu Beginn dargestellt werden, um bei den TN ein gemeinsames Verständnis des Begriffs Empathie zugrunde legen zu können.
- Zur Vertiefung des Verständnisses des in dieser Einheit dargestellten Stoffes bietet es sich an, die Übung E-03 (»Auseinandersetzung mit dem Empathie-Prozessmodell«) durchzuführen.

Anleitung zur Durchführung

Zunächst werden die TN darauf hingewiesen, dass das im Folgenden dargestellte Modell einen integrativen Ansatz verfolgt und somit sehr wahrscheinlich viele Kennzeichen enthält, die den Vorstellungen der TN über das Empathie-Phänomen entsprechen. Weiterhin wird betont, dass auch in der Psychologie kein einheitliches Verständnis darüber existiert, was unter Empathie zu verstehen ist, sondern das Konzept dort sehr bereit ist und in unterschiedlichen Bereichen unterschiedlich verwendet wird. So wird Empathie beispielsweise beschrieben als

- Kompetenz, die man erlernen und die damit jederzeit erworben werden kann,
- Persönlichkeitsmerkmal, das man von Geburt an mittel- bis langfristig stabil aufweist, ähnlich der Intelligenz, die praktisch nicht veränderbar ist,

- emotionales Mitschwingen, sich auf den anderen einlassen, emotional mitgehen,
- kognitives Verstehen im Sinne der Perspektivübernahme, die Welt aus Sicht des anderen sehen,
- Interaktion, bewusstes Eingehen auf eine andere Person,
- unbewusste/automatische Gefühlsübernahme, Gefühlsübertragung, Gefühlsansteckung (Lachen steckt an) usw.

Mit dem Empathie-Prozessmodell (EPM) wird vorgeschlagen, diese Ansätze als unterschiedliche Aspekte desselben Phänomens zu betrachten und als ein umfasenderes Konzept zu integrieren (▶ Folie 02). Dabei beschreibt das Modell mit distinkten Phasen den Ablauf sowie die Voraussetzungen, wie Empathie *als emotionales Miterleben der Emotionen einer anderen Person* entsteht und gegebenenfalls beeinflusst werden kann. Das Modell umfasst folgende vier Phasen (▶ Folie 03): 1. *Wahrnehmung* relevanter emotionaler und situativer Informationen, 2. *mentales Modell* der emotionalen Situation des anderen, 3. *empathische*

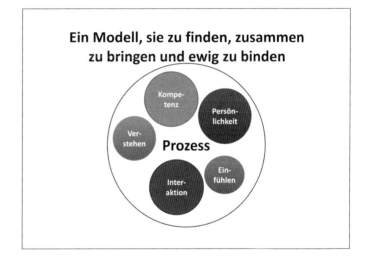

Folie 02

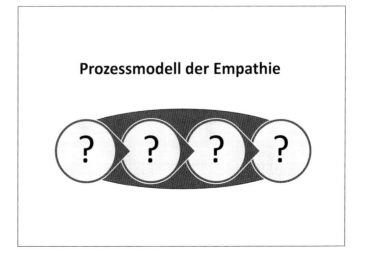

Folie 03

37

Emotion als Miterleben der Emotionen des anderen und 4. *Antwort* im Sinne einer Reaktion auf die Situation.

Die erste Phase der Wahrnehmung ist rasch zusammengefasst: Hier werden schlicht die relevanten emotionalen Informationen einer Situation erkannt und aufgenommen (▶ Folie 04). Dies kann beispielsweise der Gesichtsausdruck eines Menschen sein, die Körperhaltung oder auch das direkt gesprochene Wort eines anderen (was er sagt und meist besonders wie er es sagt). Es handelt sich also einfach um das, was jemand sieht oder hört. Die Aufnahme solcher Informationen kann sehr unterschiedlich erfolgen: sehr oberflächlich (nur wenige Informationen werden überhaupt wahrgenommen, wenn ich z. B. mein Gegenüber nur flüchtig anschaue und dabei seine Mimik kaum wahrnehme) bis sehr detailliert (differenzierte emotionale Informationen aus Nuancen von Mimik, Intonation und Körpersprache).

Die zweite Phase im EPM ist der Aufbau eines mentalen Modells. Damit ist ein mentales Abbild der emotionalen Situation meines Gegenübers gemeint (▶ Folie 05). Ein solches

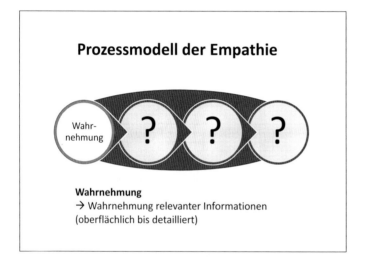

Folie 04

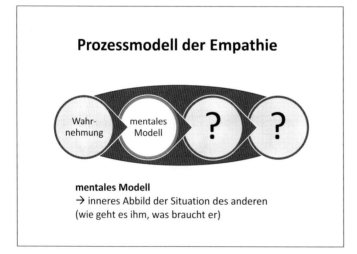

Folie 05

Abbild erfolgt zumeist automatisch, d. h. ohne bewusste Steuerung durch das Individuum. Das mentale Modell gibt somit wieder, wie die Situation des Gegenübers verstanden wird. Beispielsweise könnte das mentale Modell beim Anblick eines Menschen, der den Kopf gesenkt hat und sehr leise spricht, Traurigkeit und Ein-samkeit umfassen. Ein schreiendes Kind, das auf dem Boden vor einer Schaukel liegt, könnte im mentalen Modell repräsentiert werden durch ein Kind, das von der Schaukel gefallen ist, Schmerzen hat und Hilfe braucht. Der Aufbau des mentalen Modells basiert zu einem großen Teil auf persönlichen Erfahrungen und Erinnerungen. Abhängig von meinen bisherigen Erfahrungen interpretiere ich neue Informationen. Das mentale Modell stellt somit eine Interpretation der Wahrnehmungen unter Rückgriff auf meine bisherigen Erfahrungen dar. Beispielsweise kann ein Schüler einen Mitschüler, der eine schlechte Note erhalten hat, trösten, da er aufgrund eigener Erfahrungen das mentale Modell hat, dass sich der Mitschüler Gedanken um seinen Abschluss macht, verzweifelt oder traurig ist und sich aufmunternde Worte wünscht. In unserem mentalen Modell von einem anderen Menschen spiegeln sich also unsere Gedanken

über dessen Situation, dessen Emotionen, dessen Erleben wider. Dies kann sehr genau zur tatsächlichen Situation aus Sicht des Betroffenen passen, oder auch sehr irrig sein, wenn ich beispielsweise Traurigkeit über eine Trennung vermute und tatsächlich Erleichterung beim anderen vorherrscht.

Die dritte Phase im EPM beschreibt das persönliche Erleben der Emotionen, die durch den empathischen Prozess des Aufbaus eines mentalen Modells vom Gegenüber aktiviert wurden (▶ Folie 06): die empathischen Emotionen. Sie entstehen zeitgleich und parallel mit dem mentalen Modell insofern, als dass sie die direkte Konsequenz dessen sind. Entsprechend der Idee der Spiegelneurone werden die Emotionen des anderen in meinem Gehirn mitrepräsentiert und damit automatisch ähnliche Emotionen in mir aktiviert. Somit erlebe ich unwillkürlich die Emotionen meines Gegenübers (in einer reduzierten und basalen Form) mit – natürlich je nach individuellem Empathie-Ausprägungsgrad und abhängig von den situativen Faktoren (Aufmerksamkeit und Sympathie für den anderen).

Die vierte und letzte Phase umfasst den großen Bereich der empathischen Antwort und beschreibt, wie sich ein Individuum ver-

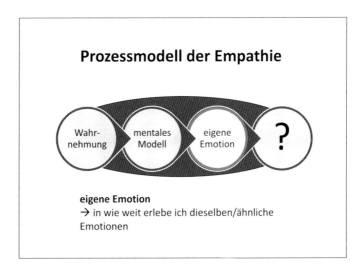

Prozessmodell der Empathie

Wahr-nehmung · mentales Modell · eigene Emotion · ?

eigene Emotion
→ in wie weit erlebe ich dieselben/ähnliche Emotionen

Folie 06

39

hält, nachdem der automatische Empathie-Prozess abgelaufen ist (▶ Folie 07). Das Feld der möglichen Reaktionen umfasst beispielsweise das Ignorieren und Verdrängen der aktivierten Emotionen, das Vermeiden oder Abbrechen des Kontakts mit dem Gegenüber, das Nachfragen oder das Anbieten von Hilfe.

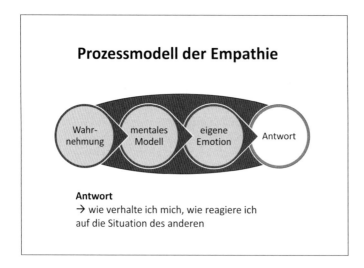

Folie 07

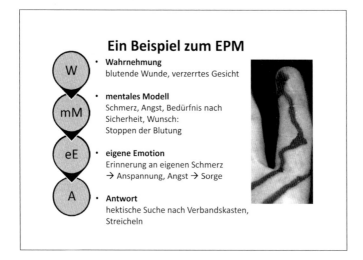

Folie 08

Die vier Phasen des EPM werden anschließend an folgendem Beispiel verdeutlicht (▶ Folie 08): Ein Junge kommt mit blutender Wunde und verzerrtem Gesicht auf eine erwachsene Person zu. Die Wahrnehmung besteht hier aus den »neutralen« Informationen der blutenden Wunde und des verzerrten Gesichts des Kindes. Im mentalen Modell entsteht ein Abbild dessen, wie die Situation zu verstehen ist. Hier könnte beispielweise von der erwachsenen Person angenommen werden, dass das Kind Schmerz und Angst empfindet, das Bedürfnis nach Sicherheit verspürt und den Wunsch hat, dass die

Blutung gestoppt und der Schmerz beendet wird. Auf Basis dieses Modell kann in Erinnerung an eigene Schmerzerfahrungen bei dem Erwachsenen ebenfalls eine Aktivierung der Emotionen Angst und/oder Anspannung entstehen. Mögliche Reaktionen beim Erwachsenen könnten Sorge um das Wohlergehen des Kindes, beruhigendes Streicheln des Kindes und natürlich die Suche nach einem Verbandskasten sein.

An diesem Beispiel kann in einer Weiterentwicklung deutlich gemacht werden, dass das mentale Modell eine interpretative Leistung ist – und nicht ausschließlich von den »neutralen« Informationen abhängt. So könnte das Beispiel des Kindes mit dem blutenden Finger von dem Erwachsenen, der in seiner Kindheit möglicherweise entsprechende Erfahrungen gesammelt hat, auch so interpretiert werden, dass das Kind sich in den Finger geschnitten hat und jetzt Blutsbrüderschaft schließen möchte (▶ Folie 09). In diesem Fall ist die Wahrnehmung dieselbe (blutende Wunde, verzerrtes Gesicht). Das mentale Modell hingegen würde von einem leichten Schmerz des Kindes ausgehen, eventuell annehmen, dass das Kind freudig aufgeregt, vielleicht sogar stolz ist und Blutsbrüderschaft schließen möchte. Entsprechende Emotionen werden zeitgleich durch das mentale Modell empathisch im Beobachter ausgelöst. Das kann als Reaktion der Schnitt in den eigenen Finger, Ärger über die Selbstverletzung oder Ekel vor dem Blut sein.

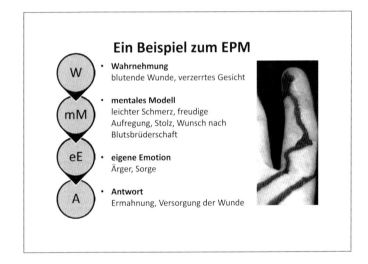

Ein Beispiel zum EPM

- **Wahrnehmung**
  blutende Wunde, verzerrtes Gesicht

- **mentales Modell**
  leichter Schmerz, freudige Aufregung, Stolz, Wunsch nach Blutsbrüderschaft

- **eigene Emotion**
  Ärger, Sorge

- **Antwort**
  Ermahnung, Versorgung der Wunde

Folie 09

Ein häufiges Missverständnis besteht darin, dass Sorge und Ärger über die Selbstverletzung als empathische Emotionen angesehen werden, weil es ja Emotionen sind. Diese Emotionen sind allerdings die eigene Reaktionen auf die Situation und nicht primär empathisch. Sie stehen zwar in Bezug zur Situation des anderen, sind aber nicht direkt damit verknüpft, sondern entstehen nachgeschaltet. Es werden in der Phase der empathischen Emotion nur die Emotionen im Beobachter ausgelöst, die im mentalen Modell über die andere Person aktiviert wurden. Wenn ich also Schmerz bei der anderen Person vermute (mentales Modell), löst das in mir auch eine basale Form des Schmerzerlebens aus (empathische Emotion). Das kann dann verschiedene Reaktionen bei mir auslösen: auf der Verhaltensebene das Versorgen der Wunde, auf der emotionalen Ebene die Sorge um den anderen oder der Ekel vor dem Blut.

Hinweise und eigene Erfahrungen

Die LE sollten sich neben der Darstellung dieses Modells, wie es als Vortragstext in dieser Einheit beschrieben wird, zusätzlich auch Kenntnisse über die Inhalte von Kapitel 1 verschaffen, in dem das EPM etwas detaillierter dargestellt wird. Dies kann hilfreich sein, wenn Nachfragen der TN entstehen, die über den Vortragstext hinausgehen.

Wenn vor der Darstellung des EMP die Einheit E-01 (»Eigene Vorstellungen zum Konzept Empathie«) durchgeführt wurde, bietet es sich an, einzelne Aspekte, die dort von den TN genannt wurden, in das Modell zu integrieren. Wurde beispielsweise genannt, dass Mitfühlen bzw. Mitleiden ein wesentlicher Aspekt von Empathie sei, so kann dies unter die empathische Emotion subsumiert werden. Ebenfalls häufig von den TN genannte Merkmale von Empathie sind: auf den anderen eingehen oder Hilfe leisten. Diese Kennzeichen könnten unter die vierte Phase der Antwort gefasst werden. Alle Äußerungen, die sich auf die Fähigkeit einer Perspektivübernahme beziehen (z. B. »wissen, wie sich ein anderer fühlt und was er denkt«), lassen sich der Phase des mentalen Modells zuordnen. In der Regel gelingt es recht gut, die in der Einheit E-01 (»Eigene Vorstellungen zum Konzept der Empathie«) genannten Äußerungen auf einzelne Phasen des EPM zu beziehen.

Es ist sinnvoll, zunächst das EPM nur auf Bereiche anzuwenden, die überwiegend spontan und automatisch ablaufen. Komplexere Beispiele (z. B. »depressiver Patient/Klient unternimmt einen Suizidversuch«) sollten auf spätere Einheiten verschoben werden, in denen eine Erweiterung erfolgt, indem alle in das empathische Geschehen Involvierten hinsichtlich ihrer Gefühle, Motive und Interessen abgebildet werden. Das EPM dient also primär der Beschreibung des empathischen Mitschwingens mit der Emotion eines anderen, während es spätere Erweiterungen ermöglichen, in der komplexen Situation mit mindestens zwei Menschen und ihren jeweiligen Gefühlen, Bedürfnissen und Interessen eigene Handlungsmöglichkeiten abzuwägen und zu gestalten.

E-03 Auseinandersetzung mit dem Empathie-Prozessmodell

Art der Einheit

Gruppenarbeit

Kurzbeschreibung

In dieser Einheit soll die Anwendung des Empathie-Prozessmodells anhand eigener Beispiele der TN geübt werden.

Ziele

- Überprüfung, inwieweit die TN die Ausführungen über das Empathie-Prozessmodell verstanden haben
- Vertiefung des Verständnisses über das Empathie-Prozessmodell
- Fähigkeit, das Empathie-Prozessmodell anzuwenden, indem empathische Situationen anhand der im EPM beschriebenen Phasen eingeteilt werden können

Material und Vorbereitung

- Folie 10
- Arbeitsblatt 1: Auseinandersetzung mit dem EPM

Dauer

ca. 15 Minuten

Voraussetzungen und Einbettung im Training

- Notwendige Voraussetzung sind die in der Einheit E-02 (»Phasen des Empathie-Prozessmodells«) vermittelten Kenntnisse

Anleitung zur Durchführung

Nachdem in der Einheit E-02 Kenntnisse über die vier Phasen des Empathie-Prozessmodells vermittelt wurden, sollen die TN im Folgenden ihre Kenntnisse auf konkrete Beispiele anwenden. Hierzu erhalten die TN die Anweisung, sich zu viert in Gruppen zusammenzufinden (▶ Folie 10) und sich zunächst an verschiedene Situationen zu erinnern, in denen Empathie bei der eigenen beruflichen Arbeit eine Rolle gespielt hat. Anschließend sollen sie zwei Situationen auswählen und diese anhand der vier Phasen des Empathie-Prozessmo-

dells beschreiben. Hierzu wird jedem TN das Arbeitsblatt 1 (Auseinandersetzung mit dem EPM) ausgehändigt, auf dem die Ergebnisse der Gruppenarbeit festgehalten werden sollen. Während der Arbeit sollten die LE für Rückfragen und Hilfestellungen zur Verfügung stehen und sich über die Arbeit in jeder Gruppe einen Überblick verschaffen. Anschließend sollte jede Gruppe eines der beiden von ihnen bearbeiteten Beispiele auswählen und dieses im Plenum vorstellen. Die LE sollten dabei helfend einwirken und eventuell korrigieren, wenn Zuordnungen zu den Phasen nicht korrekt getroffen wurden.

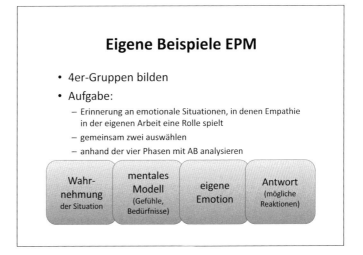

Eigene Beispiele EPM

- 4er-Gruppen bilden
- Aufgabe:
  - Erinnerung an emotionale Situationen, in denen Empathie in der eigenen Arbeit eine Rolle spielt
  - gemeinsam zwei auswählen
  - anhand der vier Phasen mit AB analysieren

| Wahr-nehmung der Situation | mentales Modell (Gefühle, Bedürfnisse) | eigene Emotion | Antwort (mögliche Reaktionen) |

Folie 10

43

Gruppenübung Auseinandersetzung mit dem EPM			
>> Erinnern Sie sich und wählen Sie zusammen mit der Gruppe eine emotionale Situation aus und analysieren Sie sie anhand des EPM.			
Wahrnehmung der Situation	mentales Modell (Gefühle, Bedürfnisse des anderen)	eigene Emotion	Antwort, Reaktion
Situation 1			
Situation 2			

Arbeitsblatt 1: Auseinandersetzung mit dem EPM

Hinweise und eigene Erfahrungen

Die Gruppenarbeit kann für die LE auch als Überprüfung dienen, inwieweit die TN die vorangegangene Darstellung über das Empathie-Prozessmodell verstanden haben. Bei der konkreten Übertragung eines Beispiels in die Phasen des Modells zeigt sich gelegentlich, dass einige TN Verständnisschwierigkeiten haben. In diesem Fall sollten die LE zum Abschluss der Einheit nochmals auf die wesentlichen Kennzeichen des EMP hinweisen, wobei sie ein von den TN genanntes Beispiel heranziehen können.

In dieser Phase ist es sinnvoll, einfache und wenig komplexe Situationen als Übungsbeispiele auszuwählen. Dies sind Beispiele, in denen die eigenen Emotionen diejenigen des Gegenübers weitgehend aufnehmen. Für mache Situationen trifft das nicht zu, weshalb diese für die vorliegende Einheit ungeeignet und erst in späteren Einheiten bearbeitbar sind. Beispielsweise der Lottogewinn eines Nachbarn, bei dem den positiven Emotionen des Nachbarn (z. B. Freude, Ausgelassenheit) möglicherweise eigene, eher negative Gefühlen (z. B. Neid, Missgunst) gegenüberstehen und die primäre Empathie unkenntlich machen, oder eine suizidale Patientin, die gerade versucht, aus dem Fenster zu springen, da hier die primä-re Empathie überdeckt wird von der spontanen Reaktion der Sicherung des Lebens. Um zu gewährleisten, dass für die Bearbeitung des Arbeitsblattes ausschließlich geeignete Situationen ausgewählt werden, sollten die LE während der Phase der Sammlung der empathischen Situationen die Gruppen begleiten und auf die Auswahl der beiden Übungsbeispiele entsprechend einwirken. Bei Vorschlägen von eher komplexen Beispielen, wie dem zuvor genannten, können die LE darauf verweisen, dass diese zwar recht gute Beispiele darstellen, diese sich für eine spätere Übung jedoch noch besser eignen und den TN bitten, sich das jeweilige Beispiel zu notieren, um es an späterer Stelle der Gruppe zur Verfügung zu stellen.

In dieser Einheit werden von den Gruppen in der Regel genügend Beispielsituationen aus ihrem Arbeitsalltag genannt. Für den (extrem seltenen) Fall, dass einige TN keine Beispiele finden, können einige Vorgaben als Ideen angeboten werden, z. B. a) ein Freund erzählt unter Tränen, dass sich seine Partnerin von ihm getrennt hat, b) ein Kollege berichtet, dass sein Vater schwer erkrankt ist, c) eine Patientin hat Angst vor einer bevorstehenden Operation, d) eine Mutter berichtet in einer Beratungsstelle, dass sie bei ihrem Sohn Marihuana gefunden hat und sich daher große Sorgen macht.

E-04 Empathie – Simply the best?

Art der Einheit

Gruppendiskussion

Kurzbeschreibung

In dieser Einheit soll die »Schattenseite« der Empathie im Rahmen einer Gruppendiskussion reflektiert werden.

Ziele

- Erweiterung des Verständnisses von Empathie um problematische Aspekte und Auseinandersetzung mit der eigenen Sichtweise

- Sensibilisierung dafür, dass empathische Gefühle und empathisches Verhalten auch belastend sein können
- Erkennen, dass weniger das Ausmaß an Empathie als vielmehr der Umgang mit Empathie dysfunktional sein kann

Material und Vorbereitung

- Folie 11
- Flipchart

Dauer

ca. 15 bis 30 Minuten

Voraussetzungen und Einbettung im Training

- Für diese Einheit bestehen keine direkten Voraussetzungen, es ist aber sinnvoll, dass die TN die Einheit E-01 (»Eigene Vorstellungen zum Konzept vom Empathie«) absolviert haben.
- Die Einheit eignet sich als Vorbereitung für die Thematik »Empathischer Kurzschluss«.

Anleitung zur Durchführung

Die TN sollen in dieser Einheit über die »Schattenseiten« von Empathie diskutieren. Als Einstieg bietet es sich an, die TN zu fragen, ob Empathie eigentlich immer positiv ist und ob man daher annehmen könne, dass mehr Empathie auch immer günstiger sei als weniger (► Folie 11). Um die TN anzuregen, ihre Erfahrungen einzubringen und sich auch zu Problemen und Belastungen in der empathischen Arbeit zu äußern, werden den TN verschiedene Einstiegsfragen präsentiert, die mit dieser Thematik zusammenhängen: a) Ist Empathie immer gut? b) Gibt es »zu viel Empathie«? c) Wozu gibt es Empathie? d) Brauchen wir Empathie? e) Entstehen auch Belastungen und Probleme

Empathie: Simply the best?

Je mehr Empathie, desto besser?

- Ist Empathie immer gut?
- Gibt es „zu viel Empathie"?
- Wozu gibt es Empathie?
- Brauchen wir Empathie?
- Entstehen auch Belastungen und Probleme durch Empathie?

Folie 11

durch Empathie? Die Aufgabe der LE besteht darin, die Beiträge zu sammeln, an den Flipchart zu schreiben und eventuell zu größeren (d. h. abstrakteren) Obereinheiten zusammenzufassen.

Das Ziel der Diskussion besteht darin, zu einem differenzierten Bild von Empathie zu gelangen. Die LE sollten die Diskussion dahingehend leiten, dass die TN erkennen, dass problematische Aspekte nicht im Ausmaß der Empathie liegen, sondern im dysfunktionalen Umgang mit Empathie. Es geht also *nicht* darum, »mehr Empathie« oder »weniger Empathie« als Lösung zu sehen, sondern einen günstigen Umgang mit der vorhandenen Empathie zu finden, da ein dysfunktionaler Umgang auch ein Risiko für Burnout und eine Belastung der eigenen Psychohygiene darstellen kann. An dieser Stelle bietet es sich an, nochmals auf den Zweck des Trainings zu verweisen, der darin liegt, den Umgang mit Empathie zu reflektieren und Empathie bewusst einsetzbar zu machen, zum Schutz der eigenen emotionalen Stabilität und psychischen Abgrenzung, und zur Erreichung einer Balance in der Kommunikation mit anderen (achtsam und empathisch mit dem anderen und achtsam und empathisch mit mir selbst).

Hinweise und eigene Erfahrungen

Typische Beiträge der TN sind hier:

- das Erleben stärkerer Emotionen als die Betroffenen selbst,
- das Alleingelassen-Werden mit intensiven Emotionen,
- nicht loslassen können von belastenden Situationen (z. B. Krebspatienten) und damit Übernahme von Problemen (die Probleme des anderen werden zu meinen eigenen),
- ungeklärte Missverständnisse, wenn z. B. ein Bedürfnis vermutet wurde, das beim

anderen zur Zeit nicht besteht (Trost geben obwohl gerade kein Bedürfnis danach aktiv ist),
- keine Entspannung und Erholung nach Feierabend, da die emotional belastenden Situationen der Betroffenen mit nach Hause genommen werden.

Es ist zu beachten, dass bei dieser Einheit die benötigte Zeit extrem zwischen den Gruppen schwankt. In manchen Gruppen kann bereits an dieser Stelle eine sehr intensive Diskussion entstehen, in der eigene berufliche Probleme, die aus empathischen Situationen resultieren, angesprochen werden. Andere Gruppen wiederum diskutieren eher auf einer neutralen und sachlichen Ebene.

Falls die TN zu Beginn der Diskussion noch eher zurückhaltend sind, bietet es sich an, dass die LE zunächst selbst Situationen aus ihrer Arbeit als Beispiele einbringen, in denen sie selbst gemerkt haben, dass Empathie auch ein Belastungsfaktor darstellen kann. Im Anschluss daran kann gefragt werden, ob den TN ähnliche Situationen bekannt sind.

Es sei betont, dass die Diskussion strukturiert werden sollte. Sinnvoll ist es, zunächst »negative« resp. belastende Elemente der Empathie (vor allem bezogen auf den beruflichen Kontext) zu sammeln und anschließend zu hinterfragen, inwieweit es sich dabei um einen problematischen Umgang mit Empathie handelt. Es ist besonders wichtig, dass die TN erkennen, dass Menschen sich aufgrund fehlender funktionaler Möglichkeiten des Umgangs mit Empathie oftmals abschotten, um sich selbst zu stabilisieren und zu schützen. Daher kann weder ein »mehr« noch ein »weniger Empathie« die Lösung darstellen. Vielmehr geht es darum, einen günstigen Umgang damit zu finden, um somit Empathie gezielt einzusetzen, ohne sich zu verausgaben.

E-05 Empathie – Was gebe ich und was brauche ich?

Art der Einheit

Gruppenübung

Kurzbeschreibung

Die TN erhalten zwei Situationen nacheinander vorgelegt. In der ersten sollen sie empathische Reaktionen, die sie selbst geben würden, äußern; in der anderen sollen sie empathische Reaktionen, die sie selber empfangen, bewerten. Beide Reaktionsformen werden miteinander verglichen.

Ziele

- Reflektieren der eigenen Wünsche an andere hinsichtlich der Empathie, die man erhalten möchte, und der Formen, in denen man selbst Empathie äußert
- Erkennen, dass typischerweise ein sehr deutlicher Unterschied existiert bezüglich der Empathieäußerungen, die man gibt, und denjenigen, die man erhalten möchte
- Erkennen, wodurch sich erwünschte und unerwünschte empathische Äußerungen kennzeichnen lassen

Material und Vorbereitung

- Folien 12–16
- Unbeschriebene Blätter und Stifte
- Flipchart

Dauer

ca. 20 bis 30 Minuten

Voraussetzungen und Einbettung im Training

Für diese Einheit bestehen keine direkten Voraussetzungen; es ist aber sinnvoll, wenn das allgemeine Konzept der Empathie bereits bearbeitet wurde (z. B. E-01 Eigene Vorstellungen zum Konzept »Empathie« oder E-02 Phasen des Empathie-Prozessmodells).

Diese Einheit ist als Einstieg in die Thematik des »empathischen Kurzschluss« konzipiert und sollte daher vor der Einheit E-06 (»Der empathische Kurzschluss«) erfolgen, die direkt an diese Übung anschließt.

Anleitung zur Durchführung

In dieser Übung wird in der Gruppe der alltägliche Umgang mit Empathie reflektiert. Zunächst wird den TN eine kurze Situation geschildert (eine alternative Situation

►Hinweise und eigene Erfahrungen). Sie sollen sich vorstellen, dass sie diese gerade selbst erlebt hätten (►Folie 12):

Stellen Sie sich vor, eine Patientin sagt Ihnen Folgendes: »Ich habe jetzt die sechs Wochen, in denen ich hier war, keinen

Besuch von meiner Familie bekommen. Nicht einmal. Wenn ich zurück bin, werde ich dort gar nicht mehr gebraucht. Die kommen besser ohne mich zurecht. Ich könnte eigentlich hier bleiben.«

Status quo – innere Vorstellung

- Bitte stellen Sie sich diese Situation vor:
  Eine Patientin sagt Ihnen Folgendes:

  „Ich habe jetzt die sechs Wochen, in denen ich hier war, keinen Besuch von meiner Familie bekommen. Ich denke, dass ich, wenn ich jetzt zurück bin, dort gar nicht mehr gebraucht werde. Die kommen auch ohne mich zurecht. Ich könnte eigentlich hier bleiben ...“

Folie 12

Status quo – innere Vorstellung

Notieren Sie bitte **JETZT**,
wie Sie reagieren würden.

Folie 13

Anschließend werden die TN gebeten (► **Folie 13**), innerhalb einer Minute zu notieren, welche Antwort sie als Reaktion auf die Äußerung der Patientin geben würden. Dabei wird betont, dass es darum geht, an dieser Stelle möglichst das aufzuschreiben, was sie in dieser Situation wahrscheinlich gesagt hätten. Anschließend werden die TN nach ihren Antworten gefragt. Einige davon werden dann von den LE am Flipchart angeschrieben, sollen aber jetzt weder von der LE noch von den TN kommentiert werden. Danach wird der Flipchart umgedreht und die TN hören eine zweite Situation, die sie sich wiederum vorstellen sollen, selbst zu erleben (► **Folie 14**):

Sie waren bei der Pflege eines Patienten sehr engagiert. Der Bruder dieses Patienten hat sich nun aber bei der Krankenhausleitung über Sie beschwert. Ihre Betreuung sei nur »mechanisch und auf das Nötigste reduziert« *gewesen. Sie erzählen einem guten Bekannten davon.*

Status quo – innere Vorstellung

Bitte stellen Sie sich vor, dass *Ihnen* das vor kurzem passiert ist:

Sie waren bei der Pflege eines Patienten sehr engagiert. Der Bruder dieses Patienten hat sich nun aber bei der Krankenhausleitung über Sie beschwert. Ihre Betreuung sei nur „mechanisch und auf das Nötigste reduziert" gewesen.

Folie 14

Status quo – innere Vorstellung

Das erzählen Sie einem Freund.

Bitte notieren Sie die Nummer der nun folgenden Antworten, die Sie in dieser Situation gern hören würden.

Beamer abblenden

Folie 15

Diesmal ist der Fokus umgekehrt (▶ Folie 15): Die TN sollen sich vorstellen, dass sie die Situation selbst als Pflegende erlebt haben und jetzt dieses Erlebnis einem guten Bekannten erzählen. Daraufhin hören Sie von diesem Bekannten Antworten, die nachfolgend präsentiert werden. Die Aufgabe der TN besteht darin, die Nummer der Antwort(en) zu notieren (s. u.), die sich für sie persönlich gut anfühlt, in so einer Situation zu hören. Die folgenden Sätze sollten von den LE mit kurzen Pausen dazwischen jeweils mit der Nummer vorgelesen werden, wie sie auch in der Situation als Antwort betont und intoniert würden. Die Folie, auf der sämtliche Sätze wiedergegeben sind, soll erst präsentiert werden, nachdem alle Sätze vorgelesen wurden und alle TN ihre Nummern notieren konnten. Damit soll gewährleistet werden, dass sich die TN tatsächlich immer nur auf den gerade vorgelesenen Satz konzentrieren.

1. Wann genau war das denn?
2. Wie geht es dir jetzt damit?
3. Jetzt lass nicht gleich den Kopf hängen, das ist sicher morgen wieder vergessen.
4. Das ist doch noch gar nichts, bei mir hat mal eine Mutter eines Patienten einen Brief an die Leitung der Station und das Krankenhaus verfasst.
5. Bist du ganz sicher – du bist doch immer so engagiert bei deiner Arbeit?
6. Bist du bedrückt, weil du das als ungerecht empfindest?
7. Da musst du sofort eine Gegendarstellung machen – am besten schriftlich!
8. Du meine Güte, das war ja mies.
9. Du machst dir jetzt vermutlich Sorgen, weil du gerne wissen möchtest, wie es die Patientin tatsächlich erlebt hat und was die Gründe waren?
10. Das erinnert mich daran, als mein Vater damals im Krankenhaus lag und mit allem und jedem unzufrieden war.

Status quo reflektieren

1. Wann genau war das denn?
2. Wie geht es dir jetzt damit?
3. Jetzt lass nicht gleich den Kopf hängen, das ist sicher morgen wieder vergessen.
4. Das ist doch noch gar nichts, bei mir hat mal eine Mutter eines Patienten einen Brief an die Leitung der Station und das Krankenhaus verfasst.
5. Bist du ganz sicher – du bist doch immer so engagiert bei deiner Arbeit?
6. Bist du bedrückt, weil du das als ungerecht empfindest?
7. Da musst du sofort eine Gegendarstellung machen – am besten schriftlich!
8. Du meine Güte, das war ja mies.
9. Du machst dir jetzt vermutlich Sorgen, weil du gerne wissen möchtest, wie es der Patient tatsächlich erlebt hat und was die Gründe waren?
10. Das erinnert mich daran, als mein Vater damals im Krankenhaus lag und mit allem und jedem unzufrieden war.

Folie 16

Nachdem alle Sätze vorgelesen und von den TN bewertet wurden, fragen die LE, welche Sätze für sie besonders gut und angenehm in dieser Situation gewesen wären (▶ Folie 16). Die Nummern werden notiert und können mit Strichen bei Mehrfachnennung am Flipchart dargestellt werden. Dieser Liste wird nun die Sammlung an spontanen Antworten aus der ersten Situation gegenübergestellt. Hier wird typischerweise deutlich, dass in emotionalen Situationen oft eine Diskrepanz besteht zwischen der Art, wie wir spontan antworten, und dem, was wir hören wollen. Typischerweise formulieren die TN in der ersten Situation Antworten als Reaktion auf den Bericht der Patientin, die sich den folgenden Oberkategorien zuordnen lassen:

• Sachfragen stellen (»Wann genau war das denn?«, »Haben Sie schon mal bei Ihrer Familie angerufen?«, »Wann war den der letzte Besuch?«),

51

- gute Gründe finden (»Die haben bestimmt zu viel zu tun, um sich zu melden.«, »Vielleicht scheut Ihre Familie Krankenhäuser«, »Bestimmt wollte Ihre Familie Sie nicht stören, sondern erst einmal in Ruhe gesund werden lassen«),
- beschwichtigende Hoffnungen äußern (»Die freuen sich bestimmt, wenn Sie wieder da sind«, »Wahrscheinlich wartet Ihre Familie schon ungeduldig, dass Sie wieder zurückkommen«)
- Lösungen anbieten (»Sie sollten einfach selbst mal anrufen!«, »Daran würde ich gar nicht denken, Sie sollten abwarten, was passiert!«).

Demgegenüber steht das, was wir selbst gern in einer für uns emotionalen Situation hören wollen. Hier wünschen wir uns typischerweise, dass unsere Emotionen bestätigt und mitgefühlt werden und nach unserem Erleben und Gedanken gefragt wird. Entsprechend werden in der Regel in der zweiten Situation solche Antworten auch von den meisten TN als positiv bewertet, während Antworten im zuvor beschriebenen Sinne (Suchfragen, Gründe finden, beschwichtigende Hoffnungen äußern, Lösungen anbieten) zumeist abgelehnt werden.

Den TN sollte der extreme Gegensatz zwischen dem, was wir an Empathie oftmals geben und dem, was wir empfangen wollen, anhand der unterschiedlichen Antwortmuster verdeutlicht werden. Es kann darauf hingewiesen werden, dass die eigene Reaktion im Alltag häufig eher ein Ausweichen und Abwehren darstellt, statt ein empathisches Zuhören und Eingehen auf den anderen. Es besteht eine Tendenz zur Diskrepanz zwischen dem spontanen Beschwichtigen, Beruhigen und Hinterfragen des anderen einerseits und dessen eigentlichem Wunsch nach Mitgefühl und Bestätigung andererseits. Solche Sätze, die spontan gesagt werden und nicht dem entsprechen, was wir meist selbst in der Situa-

tion hören wollen würden, haben häufig die Struktur von »Kopf hoch!«-Sätzen. So antwortet man z. B. einem Kind, das nach dem Fußballspiel weint: »Kopf hoch, so schlimm ist es doch nicht, dass ihr heute verloren habt. Das nächste Mal gewinnt ihr bestimmt!« Und so antwortet man vielleicht einer Freundin, deren Partner sie gerade verlassen hat mit: »Kopf hoch, der hatte dich ja auch gar nicht verdient!« In der jeweils anderen Position würden wir uns vermutlich eine ganz andere Reaktion von unserem Gegenüber wünschen. Ob nach einem verlorenen Fußballspiel oder einer Trennung braucht man eigentlich zuerst eher jemanden, der zuhört, der die Situation und die Bedeutung nachvollzieht, der versteht und mitfühlt. Wenn jemand gerade Hunger hat, haben wir meist keine Probleme damit und erkennen die Emotion an. Wir würden nicht sagen: »Ach, so schlimm ist es doch gar nicht, du brauchst jetzt keinen Hunger zu haben.« Bei Emotionen wie Angst, Unsicherheit oder Ärger reagieren wir aber oft anders und versuchen, diese Emotionen des Gegenübers eher kleinzureden.

Abschließend wird den TN angekündigt, dass in der nachfolgenden Einheit (E-06 Der empathische Kurzschluss) ein Erklärungsversuch gegeben werden soll, wie es zu diesen »Kopf-hoch«-Antworten kommt.

Hinweise und eigene Erfahrungen

Den bisherigen Erfahrungen zufolge gelingt es in der Regel recht gut, durch die Gegenüberstellung der gewählten Äußerungen in den beiden Situationen den Unterschied zwischen dem Erhalten und dem Geben von Empathie deutlich zu machen. Die TN sind oftmals überrascht über ihre eigene Inkonsistenz. Daher ist es sinnvoll darauf zu verweisen, dass dies nichts mit »mangelnder Empathiefähigkeit« zu tun hat, sondern dass dies für die meisten Menschen zutrifft und an diesem Beispiel nur für die TN besonders deutlich wird.

Die freien Äußerungen von den TN bezüglich der ersten Situation ebenso wie die dargebotenen Äußerungen sollten während des Vergleichs in Oberbegriffe zusammengefasst werden. Beispielsweise können die LE fragen, durch welche Merkmale sich die Äußerungen zur ersten Situation (am Flipchart) beschreiben lassen. Hier könnten dann beispielsweise Oberbegriffe wie die oben genannten (Sachfragen, gute Gründe finden/Rationalisieren, Beschwichtigungen, Lösungen) eruiert werden. Bezüglich der zweiten Situation (▶ Folie 16) sollten nur die Antworten in Oberbegriffe zusammengefasst werden, die von den TN als positiv bewertet wurden, also diejenigen, die sie in der vorgegebenen Situation gerne gehört hätten. Dabei könnten dann beispielsweise Oberbegriffe wie »Anteilnahme/Mitfühlen«, »Bestätigung der Emotion« und »Interesse an den eigenen Wünschen und Gefühlen« extrahiert werden. Auf Basis dieser Oberbegriffe lässt sich der anschließende Vergleich einfacher und verallgemeinerbarer durchführen.

Die oben geschilderte Situation ist auf den Alltag im Krankenhaus bezogen. Falls dieses Fallbeispiel für die Teilnehmer ungeeignet erscheint, könnte alternativ folgende erste Situation verwendet werde: »Stellen Sie sich vor, sie sind in einem Jugendamt tätig. Im Rahmen der Regelung eines Umgangsrechts hören Sie von einem Vater: ›Ach, ich weiß gar nicht, ob sich meine Kinder wirklich für mich interessieren. Als ich im Sommer krank war und sechs Wochen im Krankenhaus gelegen hatte, haben sie mich nicht einmal besucht. Wahrscheinlich würden die gar nicht bemerken, wenn ich nicht mehr da wäre.« Als zweite Situation wird vorgeschlagen: »Sie arbeiten in einer Jugendeinrichtung und haben sich dabei sehr engagiert um einen 13-jährigen Jungen gekümmert, der bislang wenig Anschluss gefunden hatte. Nun erfahren Sie, dass sich die Mutter des Jungen bei der Leitung des Hauses beschwert hat. Der Umgang mit ihrem Sohn sei ›unempathisch und inkompetent‹ gewesen. Sie erzählen einem guten Bekannten davon.« Mögliche Beispielsätze für diese Übung lauten:

1. Wann genau war das denn?
2. Wie geht es dir jetzt damit?
3. Jetzt lass nicht gleich den Kopf hängen, das ist sicher morgen wieder vergessen.
4. Das ist doch noch gar nichts, bei mir hat mal eine Mutter einen Brief an die Leitung des Jugendamtes geschrieben.
5. Bist du ganz sicher – du bist doch immer so engagiert bei deiner Arbeit?
6. Bist du bedrückt, weil du das als ungerecht empfindest?
7. Da musst du sofort eine Gegendarstellung machen – am besten schriftlich!
8. Du meine Güte, das war ja mies.
9. Du machst dir jetzt vermutlich Sorgen, weil du gerne wissen möchtest, wie es der Junge tatsächlich erlebt hat und was die Gründe waren?
10. Das erinnert mich daran, als mein Vater früher auf den Elternsprechtagen mit jedem Lehrer unzufrieden war und alles kritisiert hat.

E-06 Der empathische Kurzschluss (EKS)

Art der Einheit

Vortrag

Kurzbeschreibung

In dieser Einheit wird von den LE das Konzept des empathischen Kurzschlusses (EKS) in einem Vortrag dargestellt und von empathischer Kompetenz abgegrenzt. Es wird darauf eingegangen, wodurch sich ein EKS auszeichnet und warum er entsteht.

Ziele

- Kenntnis vom Konzept empathischer Kurzschluss (EKS)
- Fähigkeit, den EKS im eigenen Handeln zu erkennen
- Fähigkeit, gelungenes empathisches Handeln (empathische Kompetenz) vom Handeln im Sinne des EKS abzugrenzen

Material und Vorbereitung

Folien 17–30

Dauer

ca. 30 Minuten

Voraussetzungen und Einbettung im Training

- Mit dem empathischen Kurzschluss wird in dieser Einheit ein für das gesamte Trainingsprogramm zentrales Konzept dargestellt. Die Inhalte sind damit eine notwenige Voraussetzung für alle späteren Einheiten.
- Da das Konzept des empathischen Kurzschlusses unter Rückgriff auf das Empathie-Prozessmodell (EPM) dargestellt wird, sind die in der Einheit E-02 (»Phasen des Empathie-Prozessmodells«) vermittelten Kenntnisse eine notwendige Voraussetzung.
- Zur Vertiefung der Thematik ist es sinnvoll, direkt an diese didaktische Einheit die Gruppenarbeit E-07 (»Eigene Beispiele zum empathischen Kurzschluss«) durchzuführen.
- Nicht notwendig aber sinnvoll ist es, die Einheit E-05 (»Empathie – Was gebe ich und was brauche ich?«) durchzuführen, da dort auf typische Merkmale des EKS als Vorbereitung hingewiesen wird.

Anleitung zur Durchführung

In dieser Einheit wird hauptsächlich via Vortrag die Idee des empathischen Kurzschlusses (EKS) vorgestellt. Der EKS ist eine kommunikative Abkürzung in einer emotional belastenden Situation. Er zielt darauf, die belastende Situation möglichst schnell zu beenden und damit die innere Spannung zu reduzieren. Der EKS hat allerdings viele negative Folgen, ist also als Weg zur Spannungsreduktion in Interaktionen äußerst ungünstig. Die Autoren vermuten allerdings, dass gerade dieses Abkürzungsmuster im Alltag und besonders in emotional belastenden Berufen häufig auftritt. Zur Vorstellung des EKS wird das EPM als Rahmen genutzt, die Dyade stärker betont und hier der empathische Kurzschluss im kommunikativen Verlauf beschrieben.

Zunächst sollte bei den TN ein Bezug zur vorangegangenen Übung (E-05 Empathie – Was gebe ich und was brauche ich?) hergestellt werden: In der letzten Übung der vorherigen Einheit zeigte sich, dass Menschen im Alltag dazu neigen, nicht wirklich empathisch auf die Situation eines anderen einzugehen. Sie kürzen dabei häufig emotional belastende Situation durch kommunikativ kurzschlüssige Floskeln ab. Solche Kurzschlüsse sind z. B.

- Beschwichtigen: »Kopf hoch, das wird schon wieder!«, »Das geht ganz schnell vorbei, wirst schon sehen«
- Geben schneller Ratschläge: »Redet doch einfach mal miteinander darüber«
- Abstempeln durch eigene Bewertungen: »So schlimm ist es doch gar nicht«, »Ach, du brauchst doch keine Angst zu haben«
- Gute Gründe nennen/Rationalisieren: »Das hat er sicher so gar nicht gemeint und sich nur unglücklich ausgedrückt«

Solche Reaktionen geben nach außen den Anschein, dass man sich mit der Situation des anderen befasst und ihm Entlastung in einer schweren Situation geben will. Die vorangegangene Übung hat allerdings gezeigt, dass wir selbst mit solchen, eher oberflächlichen Antworten nicht zufrieden sind, wenn wir sie von anderen erhalten. Daher ist bei diesen Reaktionen sehr fraglich, ob sich das Gegenüber tatsächlich verstanden fühlt. Die Äußerungen in der Übung vorher (E-05) haben verdeutlicht, dass dies eher nicht der Fall ist. Gleichzeitig fühle ich mich, wenn ich diese Art der Antwort gebe, vermutlich auch nicht wirklich stimmig mit der Situation. Es bleibt also häufig beidseitig eine Unzufriedenheit, eine Rest-Anspannung, eine Unstimmigkeit zurück. Um zu verstehen, wie es dazu kommt, dass Menschen in empathie-relevanten Situationen zu einem solchen dysfunktionalen Umgang neigen und wie sie diese Tendenz verändern können, wird das bereits beschriebene Empathie-Prozessmodell (EPM) zur Analyse genutzt.

Begonnen wird mit dem spezifischen Beispiel einer 84-jährigen, krebserkrankten Frau im Altenpflegeheim, die zu einem Pfleger sagt: »Ich werde bald sterben.« Der Pfleger antwortet ihr: »Ach Frau Meyer[2], Sie überleben uns doch noch alle hier!« (▶ Folie 17). Um diese »Kopf-hoch«-Antwort des Pflegers nachvollziehen zu können, über-

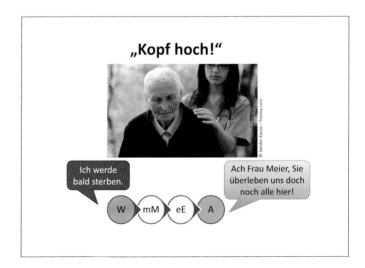

Folie 17

_____

2 Die Namen in den Beispielen sind frei erfunden.

Empathie-Episode I
Die dunkle Bedrohung

W
- **Wahrnehmung**
  „Ich werde bald sterben" von einer 84-jährigen Frau
  mit Krebs

mM
- **mentales Modell**
  Angst vor dem Tod, großes existenzielles Leiden,
  Trauer, Hoffnungslosigkeit, Hilflosigkeit

eE
- **eigene Emotion**
  Angst, Verzweiflung, Hoffnungslosigkeit, Hilflosigkeit

A
- **Antwort**
  Blockade der Emotionen, Schutz der emotionalen
  Stabilität, Unterdrückung und **Re-Interpretation**

Folie 18

nehmen wir die Sicht des Pflegers und starten im EPM mit der Wahrnehmungsebene (▶Folie 18). Die ist in diesem Fall einfach: »Eine 84-jährige Frau mit Krebs sagt zu mir, sie werde bald sterben. Mein mentales Modell ihrer Situation entsteht aus der Vermutung, dass sie eine starke Angst vor dem Tod, ein großes existenzielles Leiden, tiefe Trauer, Hoffnungslosigkeit und Hilflosigkeit in sich trägt. Das spiegelt sich direkt in meinen eigenen empathischen Emotionen wider: Ich spüre empathisch die Angst, Verzweiflung, Hoffnungslosigkeit und vor allem auch Hilf-

losigkeit in dieser Situation. Diese intensiven und stark belastenden Emotionen würden bei mir allerdings leicht zu einer emotionalen Überforderung und/oder Destabilisierung führen. Hilflosigkeit ist extrem schwer zu ertragen und wird daher meist lieber vermieden. Die meist unbewusste Reaktion in solchen Situationen ist daher zuerst die Blockade dieser Emotionen. Dies dient dem Schutz der eigenen emotionalen Stabilität. Ich brauche also erst einmal eine Form von Unterdrückung dessen, was ich in mir als belastend wahrgenommen habe und brauche außer-

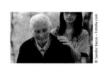

Empathie-Episode II
Angriff der
Abwehrstrategien

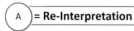

A = **Re-Interpretation**

- **mentales Modell** → Wunsch nach Beruhigung
  (Emotionsregulation)
- **eigene Emotion** → neutral
- **Verhalten** → formelle Freundlichkeit:
  „Ach Frau Meier, Sie überleben uns doch noch alle hier!"

Folie 19

dem eine Re-Interpretation meiner Wahrnehmung, damit ich mich verhalten kann, ohne diese emotionale Last zu spüren.«

Eine solche Re-Interpretation könnte wie folgt aussehen (▶ Folie 19): Es könnte ja auch sein, dass Frau Meyer nur den Wunsch nach Beruhigung oder einfach nach Aufmerksamkeit hat. Mit dieser Interpretation im mentalen Modell fühlt man sich ihr gegenüber neutral bis freundlich aufgeschlossen und kann als Antwort passend mit einer formellenFreundlichkeit sagen:

»Ach Frau Meyer, Sie überleben uns doch noch alle hier!« Damit hat man für sich die Gefahr der Destabilisierung gelöst, ist nicht weiter mit den negativen, belastenden Emotionen konfrontiert und ist damit weiter handlungsfähig. Gleichzeitig ist die Gesprächssituation beendet, denn dieser Satz lädt nicht wirklich zum weiteren Reden ein. Es bleibt also festzuhalten (▶ Folie 20): Es besteht eine deutliche Diskrepanz zwischen Situation und Antwort. Einerseits die Situation der Frau, die vielleicht über ihr

Folie 20

Diskrepanz zwischen
Situation des Gegenübers
(Abschluss des Lebens, Klärung des Erbes, ernst genommen werden)
und **Reaktion** (Beschwichtigung)

durch **Antwort**
- ohne echten Bezug auf das Gegenüber
- Bezug nur auf die Umdeutung/Verzerrung
- durch emotionale Schwierigkeit mit Situation des anderen

Folie 21

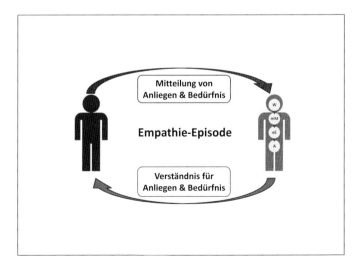

57

Erbe reden wollte, oder über den Abschluss des Lebens, der auf jeden Fall aber ernst genommen werden wollte. Andererseits die Antwort – eine einfache Beschwichtigung, die nur Bezug hat zu den eigenen Gefühlen, nicht aber zur tatsächlichen Lage meines Gegenübers. Da sowohl im beruflichen wie auch privaten Alltag empathische Kurzschlüsse häufig sind und einen dysfunktionalen Umgang mit Empathie kennzeichnen, ist deren Analyse grundlegend für die Arbeit mit Menschen. Dies gilt sowohl für die behandelten Patienten und die Kollegen, als auch für einen selbst, denn eine empathische Kurzschlussreaktion hinterlässt zumeist ein schales, ungutes Gefühl. Wieso dies so ist, werden wird nun betrachtet.

Zunächst ist es sinnvoll, einen gelungenen empathischen Verlauf genauer zu betrachten. In der Interaktion zweier Gesprächspartner (also in einer »Empathie-Episode«) beginnt einer von beiden mit der Mitteilung eines Anliegens und Bedürfnisses (▶Folie 21). Ein einfaches »Hallo!« kann z. B. das Anliegen und Bedürfnis nach Kontakt und Austausch implizit ausdrücken. Wenn ich im Beispiel bleibend also das »Hallo« des Gegenübers höre, läuft in mir zuerst der Empathie-Prozess ab, wie im Prozessmodell beschrieben. Hier am Beispiel

- Wahrnehmung: »Hallo« eines guten Freundes mit lächelndem Gesicht
- mentales Modell: freudig, lebendig, Wunsch nach Kontakt und Austausch
- empathische Emotion: entsprechend freudig, lebendig, allgemein angeregt
- Antwort: Bestätigung des Kontaktangebots mit freundlicher Antwort »Hallo, wie geht's dir?«

Dies ist sicher simpel in einer so klaren Situation, in der viel Verständnis auch nonverbal abläuft und die praktisch keine Komplexität aufweist. Mein Gegenüber fühlt sich ausreichend verstanden und gesehen, wenn ich so auf ihn antworte, wie er auf mich zugeht. In der Situation mit der 84-jährigen Frau, die sagt, sie werde bald sterben, ist die Lage komplizierter. Hier ist das Anliegen nicht so eindeutig, ihr Satz lässt viele Möglichkeiten zur Interpretation offen. In dieser Situation kann ich nicht direkt antworten, denn ich kenne das tatsächliche Anliegen und das tatsächliche Bedürfnis noch nicht. Die Wahrscheinlichkeit, eine Antwort zu geben, die nicht zum tatsächlichen Bedürfnis passt, ist daher sehr hoch. Ich kann mich nun entscheiden, meine Aufmerksamkeit ganz auf mein Gegenüber zu richten und mich auf ihre Gefühle, ihre Bedürfnisse, ihre Wünsche zu konzentrieren (▶Folie 22).

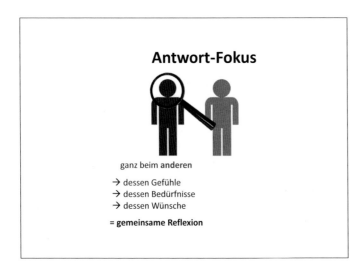

Antwort-Fokus

ganz beim **anderen**

→ dessen Gefühle
→ dessen Bedürfnisse
→ dessen Wünsche

= **gemeinsame Reflexion**

Folie 22

Fokus beim anderen

- Fokus auf dem Gegenüber
- Verständnis für Gegenüber
  - Verstehen seiner aktuellen Lage
  - Verstehen seiner Gefühle
  - Verstehen seiner Bedürfnisse und Wünsche
  - ...
- gemeinsame Reflexion, echter Bezug auf den anderen

Folie 23

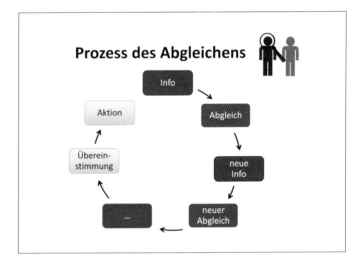

Folie 24

In diesem Fall würden wir also gemeinsam in die Reflexion ihrer Mitteilung gehen und schauen, was das eigentliche Anliegen und Bedürfnis ist. Wenn der Fokus beim anderen liegt, so lässt sich dies durch folgende Merkmale kennzeichnen (▶ Folie 23): Die Aufmerksamkeit ist ganz auf das Gegenüber gerichtet. Dabei besteht das Ziel darin, ein Verständnis des Gegenübers zu erreichen hinsichtlich seiner aktuellen Lage, seiner Gefühle sowie seiner Wünsche und Bedürfnisse in dieser Situation. Dies geschieht in einer gemeinsamen Reflexion. Meine eigenen Bewertungen und

Sichtweisen der Situation spielen zu diesem Zeitpunkt noch keine Rolle und stehen vorerst hintan. Es geht hier erst einmal nur darum, die Sicht und das Erleben des Gegenübers kennenzulernen und zu verstehen.

Man kann diese gemeinsame Reflexion als einen Prozess des Abgleichens auffassen (▶ Folie 24): Zunächst erhalte ich eine Information, wie beispielsweise die Äußerung der Patientin, dass sie wohl bald sterbe werde. Da ich nicht genau weiß, was in der Patientin vorgeht und welche Wünsche sie an mich hat, versuche ich mir hierüber ein ge-

59

naueres Bild zu verschaffen, indem ich genauere Informationen einhole, beispielsweise indem ich frage, ob die Patientin Angst habe. Dadurch erhalte ich klarere Informationen. Beispielsweise sagt die Patientin, dass sie befürchte, dass sich nach ihrem Tod niemand mehr richtig um die Enkelkinder kümmern werde. In diesem Fall kann ich mir ein besseres Bild machen und so einen erneuten Abgleich vornehmen. Es kann natürlich vorkommen, dass meine erste Interpretation völlig falsch ist und ich durch die neuen Informationen, die durch Rückfragen gewonnen werden, der Problematik erst »auf die Spur« komme. Dieser Prozess aus neuen Informationen und Abgleich wird so lange durchlaufen, bis es zu einer Übereinstimmung zwischen mir und der Patientin kommt – beide also die Situation und die an der Situation beteiligten Gefühle und Bedürfnisse gleich einschätzen. Ich stimme also mein mentales Modell (im EPM) mit der realen Situation ab, bis ich sicher sein kann, dass es die Realität gut widerspiegelt. Erst dann erfolgt eine Antwort, die dann auch auf die tatsächliche Situation bezogen sein kann. Dieser Prozess kann natürlich unterschiedlich lang sein. Das hängt einerseits von der Komplexität der Situation ab, andererseits davon, wie gut ich bereits am Anfang die Lage einschätzen kann (▶ Folie 25). Der Prozess ist beendet, wenn beidseitig eine Übereinstimmung wahrgenommen wird und ich auf diese Übereinstimmung reagieren kann, indem ich meine Antwort auf den anderen ausrichte und in Kenntnis der Lage des anderen agiere. Dies könnte man als »empathische Kompetenz« bezeichnen.

Prozess des Abgleichens

- bis beidseitig gefühlte Übereinstimmung
- Reaktion mit dieser Übereinstimmung
  = mit Bezug auf den anderen, in Kenntnis des anderen, empathisch und reflektiert

= „empathische Kompetenz"

Folie 25

Bezüglich der empathischen Kompetenz ist es wichtig, Folgendes zu betonen: Empathische Kompetenz bedeutet nicht zwangsläufig, dass ich eine Antwort gebe, die den Wünschen des Gegenübers entspricht. Es sind verschiedene Situationen denkbar, in denen das gar nicht möglich ist. Empathisch kompetentes Verhalten zeichnet sich vielmehr dadurch aus, dass es sich *in Kenntnis* der Situation des Gegenübers (nicht in Unkenntnis oder Verzerrung) vollzieht. Die Antwort ist natürlich neben den Gefühlen und Bedürfnissen des Gegenübers auch abhängig von den eigenen Bedürfnissen und Gefühlen in einer konkreten Situation. Auf diesen Aspekt wird später ausführlicher eingegangen.

Um auf den empathischen Kurzschluss zurückzukommen: Was geschieht in Abgrenzung zur empathischen Kompetenz beim empathischen Kurzschluss? Es wird wieder das Beispiel der Patientin genommen, die sagt, sie werde bald sterben und als Antwort erhält: »Ach Frau Meyer, Sie überleben uns doch noch alle«. Es wurde ja bereits darauf hingewiesen, dass diese Antwort sehr viel mit den eigenen Bedürfnissen (z. B. emotionale Stabilität) zu tun hat. Im Unterschied zur empathisch kompetenten Antwort liegt hier nicht der Fokus auf dem Gegenüber, sondern auf mir selbst – wenn auch zumeist nicht bewusst (▶ Folie 26). Im Vordergrund stehen also eigentlich meine eigenen Gefühle, Bedürfnisse und Wünsche in der Situation. Bei der Antwort, die gegeben wird, handelt es sich also um eine selbstbezogene Reaktion (▶ Folie 27). Die Antwort ist primär auf die eigene Befindlichkeit und die eigenen Bedürfnisse bezogen (z. B. dem Wunsch, die empathisch in mir entstandenen belastenden Emotionen zu unterdrücken), wodurch kein wirklicher Bezug zum Gegenüber hergestellt wird. Die Situation des Gegenübers ist somit nur Anlass für die Antwort, nicht deren Ursache in dem Sinne, dass Bezug auf den tatsächlichen Hintergrund der Situation genommen wird.

Ein entscheidendes Merkmal fehlt somit beim empathischen Kurzschluss, nämlich der Prozess des Abgleichens mit Blick auf die andere Person (▶ Folie 28). Dieser wird nicht durchlaufen, sondern »abgekürzt«, indem nach der Mitteilung des Anliegens vom Gegenüber keine Übereinstimmung gesucht wird, sondern direkt eine Antwort erfolgt. Durch diese Abkürzung wird außerdem das Potenzial aus der Interaktion genommen, da kein weiteres Gespräch daraufhin zu diesem Thema stattfinden kann. Aufgrund dieser schlagartigen Abkürzung ergibt sich auch die Bezeichnung »Kurzschluss«. Empathische Kurzschlüsse kommen recht oft vor (▶ Folie 29), wie einige Beispiele verdeutlichen: »Du brauchst keine Angst zu haben«, »Kopf hoch, so schlimm ist das nicht«. Um die Ausführungen zusammenzufassen (▶ Folie 30): So ist empathisch kompetentes Verhalten durch den Versuch gekennzeichnet, das Gegenüber in seiner Wahrnehmung der Situation, seinen darin beteiligten Gefühlen und Bedürfnissen zu verstehen und in Kenntnis darauf zu reagieren. Demgegenüber zeichnet sich der empathische Kurzschluss dadurch aus, dass ein solcher Versuch *nicht* unternommen wird, sondern unreflektiert und in Unkenntnis der Lage des anderen direkt eine

Antwort-Fokus

ganz bei mir selbst

→ meine Gefühle
→ meine Bedürfnisse
→ meine Wünsche

= selbstbezogene Reaktion

Folie 26

61

Antwort: Reaktion

- Fokus auf mir selbst
- spontane, selbstbezogene Reaktion
- kein echter Bezug auf den anderen
- Situation des anderen nur **Anlass** für eigene Reaktion ohne Bezug auf den anderen

Folie 27

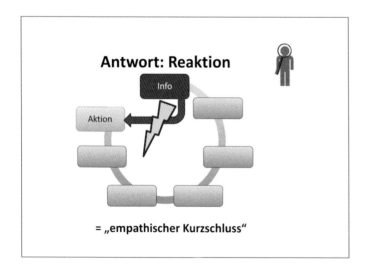

Antwort: Reaktion

= „empathischer Kurzschluss"

Folie 28

Reaktion erfolgt, die das Gespräch beendet. Diese Kurzschlussreaktion ist eigentlich vorwiegend auf die eigenen Gefühle und Bedürfnisse bezogen. Oftmals geht es darum, sich selbst möglichst schnell von unangenehmen Emotionen zu befreien, die durch den anderen empathisch in mir ausgelöst wurden. Dieser Kurzschluss findet in den allermeisten Fällen nicht bewusst statt, daher ist ein Ziel dieses Trainings eben dafür zu sensibilisieren.

Hinweise und eigene Erfahrungen

Die LE sollten sich neben der Darstellung des empathischen Kurzschlusses, wie es als Vortragstext in dieser Einheit beschrieben wird, zusätzlich auch Kenntnisse über die Inhalte von Kapitel 2 verschaffen, in dem der EKS etwas detaillierter dargestellt wird. Dies kann hilfreich sein, wenn Nachfragen der TN entstehen, die über den Vortragstext hinausgehen.

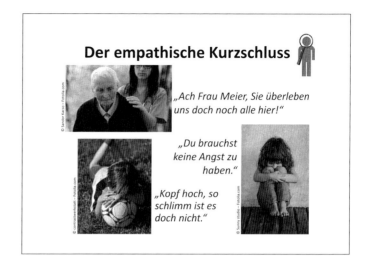

Folie 29

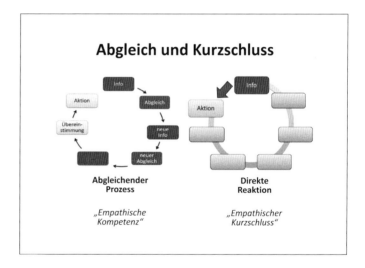

Folie 30

Den Erfahrungen der Autoren zufolge verstehen die TN recht schnell das Konzept des empathischen Kurzschlusses. Es ist dennoch sinnvoll, die oben beschriebenen Ausführungen an einer Reihe von unterschiedlichen Beispielen zu verdeutlichen.

E-07 Eigene Beispiele zum empathischen Kurzschluss

Art der Einheit

Gruppenarbeit

63

Kurzbeschreibung

In dieser Einheit soll das Konzept des empathischen Kurzschlusses anhand eigener Beispiele der TN vertieft werden. Weiterhin werden Risiken besprochen, die aus entsprechendem Verhalten resultieren.

Ziele

- Überprüfung, inwieweit die TN die Ausführungen über den empathischen Kurzschluss verstanden haben
- Vertiefung des Verständnisses über den empathischen Kurzschluss
- Fähigkeit, die Kenntnisse über den empathischen Kurzschluss auf Situationen des eigenen Lebens anzuwenden

Material und Vorbereitung

Folien 31, 32

Dauer

ca. 10 bis 15 Minuten

Voraussetzungen und Einbettung im Training

- Notwendige Voraussetzung sind die in Einheit E-06 (»Der empathische Kurzschluss«) vermittelten Kenntnisse.

Anleitung zur Durchführung

Nachdem das Konzept des empathischen Kurzschlusses (EKS) den TN überwiegend via Vortrag vermittelt wurde, sollen die TN in dieser Einheit ihre Kenntnisse auf konkrete Beispiele aus ihrem eigenen Leben anwenden (▶Folie 31). Hierzu erhalten die TN die Anweisung, sich in Gruppen mit jeweils drei Personen zusammenzufinden. Jeder TN soll dabei eine Situation aus seinem beruflichen oder privaten Leben vorstellen, in der sich ein empathischer Kurzschluss ereignete. Dies kann entweder eine Situation sein, in der ein TN selbst kurzschlüssig reagiert hat, oder eine Situation, in der eine andere Person ihm gegenüber mit einem empathischen Kurzschluss reagiert hat. Die

TN sollen a) die Situation beschreiben, b) die Gefühle benennen, die sie in dieser Situation hatten, c) ihre Reaktion beschreiben, d) angeben, welche Gedanken und Gefühle nach der Reaktion aufgetreten sind und schließlich e) ihre Reaktion bewerten. Die Gruppenarbeit sollte von den LE begleitet werden, indem sie abwechselnd in die Gruppen gehen und für Rückfragen und Hilfestellungen zur Verfügung stehen. Es sollte darauf geachtet werden, dass möglichst jeder TN ein Beispiel in die Gruppe einbringt und dies anhand der beschriebenen Aufgaben analysiert.

Neben der Darstellung des empathischen Kurzschlusses sollte vor allem auch den Gedanken und Gefühlen Aufmerksamkeit geschenkt werden, die nach der Kurzschluss-

**Auffinden von eigenen Beispielen
zum empathischen Kurzschluss**

in 3er-Gruppen
- Wie sah die Situation aus?
- Welche Gefühle hatte ich?
- Wie habe ich reagiert?
- Was waren meine Gedanken und Gefühle
  nach der Reaktion?
- Bewertung der Reaktion

Folie 31

reaktion aufgetreten sind. Wenn dies von den TN nicht beachtet wird, sollten die LE diesbezüglich aktiv nachfragen.

Nach Abschluss der Gruppenarbeit werden die Gruppen im Plenum wieder zusammengeführt. Hier sollen die TN jetzt die Gedanken und Gefühle nennen, die einer empathischen Kurzschlussreaktion folgten. Diese zumeist negativen Emotionen, die berichtet werden, sollten die LE aufgreifen, um abschließend auf die Risiken empathischer Kurzschlussreaktionen hinzuweisen (▶ Folie 32).

Diese bestehen darin, dass die belastenden Emotionen oftmals unterdrückt werden und die angebotenen Handlungen nicht situationsadäquat sind. Entsprechend sind die Rückmeldungen des Gegenübers, das sich in der Situation nicht wirklich wahrgenommen sieht, enttäuschend, wodurch ein Teufelskreis beidseitiger Unzufriedenheit entstehen kann. Wenn dies sehr häufig auftritt, können Spätfolgen dahingehend eintreten, dass die subjektiv empfundene Arbeitsbelastung steigt und langfristig psychische Belas-

**Empathie-Episode III
Die Rache des eKS**

Risiken des empathischen Kurzschlusses (eKS)
- belastende Emotionen evtl. unterdrückt
- Handlungen nicht situationsadäquat
- Rückmeldung der Umwelt enttäuschend
- Spirale/Teufelskreis beidseitiger Unzufriedenheit
- Spätfolgen unabsehbar (Burnout?)

→ **Umgang mit Empathie wesentlich!**

Folie 32

tungsfolgen wie Burnout und Depressivität entstehen können. Die Vorboten dessen sind unspezifisch erlebte Überforderungsgefühle, Arbeitsunzufriedenheit, fehlendes Abschalten, Schwächung des Immunsystems, Müdigkeit, steigende Fehlzeiten, psychosomatische Erkrankungen wie Magengeschwüre, Rücken- oder Kopfschmerzen. Es sollte daher explizit darauf hingewiesen werden, dass der empathische Kurzschluss somit nicht nur für das Gegenüber problematisch ist, sondern auch für die Person selbst, die kurzschlüssig agiert.

Hinweise und eigene Erfahrungen

Typische Beispiele der TN für empathische Kurzschlüsse:

- »Mein Bruder ist beim Kletterwettbewerb und sagt zu mir, er habe große Angst. Ich erwidere: ›Ach, du wirst das bestimmt super meistern!‹ Dabei habe ich eigentlich auch Angst, dass ihm was passieren könnte.«
- »Mein Patient steht vor einer Operation und äußert Angst vor den Folgen bzw. Angst zu sterben. Ich antworte, dass der operierende Chirurg sehr gut sei und man sich keine Sorgen zu machen bräuchte. Eigentlich weiß ich aber gar nicht, wie gut der Chirurg ist und bin überfordert von der Konfrontation mit der Angst vor dem Tod.«
- »Ein Jugendlicher äußert in der Beratung, dass er große Angst habe, seinen Eltern zu berichten, dass er beim Ladendiebstahl erwischt wurde und dass nun eine Anzeige drohe. Ich antworte, dass Ehrlichkeit am Ende immer der beste Weg ist und nichts so heiß gegessen wie gekocht werde.«

In machen Gruppen kann es passieren, dass einzelne TN Erlebnisse berichten, die bei

den anderen TN auf großes Interesse stoßen und entsprechend detailreich dargestellt werden. Hier müssen die LE darauf achten, dass die Gruppen nicht zu sehr ins ausschweifende Erzählen kommen, sondern entsprechend der Aufgabenstellung arbeiten.

In manchen Gruppen kann die Schwierigkeit auftreten, dass einige TN der Meinung sind, dass sie nie solche Kurzschlüsse begehen würden. In diesem Fall können sich die entsprechenden TN von anderen inspirieren lassen und evtl. Beispiele finden, bei denen anderen ihnen gegenüber kurzschlüssig reagiert haben. Es sollte allerdings bemerkt werden, dass der Kurzschluss keine zu verurteilende Verhaltensweise ist, sondern eher überaus menschlich und normal, und dass in bestimmten Situationen dieser Kurzschluss ungünstige Folgen auch für einen selbst haben kann. Die TN können die Aufgabe bekommen, in den nächsten Tagen in Gesprächen des Alltags auf diese kurzschlüssigen Reaktionen zu achten.

Es erweist sich insgesamt als besonders wichtig, die Gefühle und Kognitionen herauszuarbeiten, die nach einem empathischen Kurzschluss bei der Person aufgetreten sind, die diesen gezeigt hat. Dies liegt darin begründet, dass die meisten TN zunächst von der Vorstellung ausgehen, dass sich ein kurzschlüssiges Verhalten nur auf die Person negativ auswirke, auf die kurzschlüssig reagiert wird, da ihre Wünsche und Gefühle nicht beachtet werden. Es sollte jedoch zudem deutlich werden, dass dies nur eine Seite der Medaille ist. Der EKS ist zudem auch für die Person, die ihn zeigt, problematisch, da Gefühle der Unstimmigkeit und Unzufriedenheit zurückbleiben. Es kann daher sinnvoll sein, diesen Gedanken für die Gruppe eindeutig bzw. »scharf« zu formulieren: »Wenn wir empathisch kompetent agieren, tut auch *uns* das gut.«

4.2 Die Schritte der Gewaltfreien Kommunikation

E-08 Einführung in die Gewaltfreie Kommunikation (GFK)

Art der Einheit

Vortrag

Kurzbeschreibung

Das Konzept der Gewaltfreien Kommunikation (GFK) wird in dieser Einheit einführend mit einem Vortrag vorgestellt. Dabei werden Bezüge zum EPM sowie zur empathischen Kompetenz bzw. zum Gegenteil, dem empathischen Kurzschluss, hergestellt. Weiterhin werden die wesentlichen Charakteristika herausgearbeitet, die gewaltvolle Arten der Kommunikation kennzeichnen.

Ziele

- Verständnis, dass die Gewaltfreie Kommunikation im Rahmen des Trainings als eine Methode verstanden wird, um gezielt das mentale Modell (mM) im Rahmen des EPM zu verbessern bzw. an die Perspektive des Gegenübers im Sinne der empathischen Kompetenz anzupassen
- Kenntnisse über die Kennzeichen gewaltvoller Arten der Kommunikation

Material und Vorbereitung

Folien 33–39

Dauer

ca. 30 Minuten

Voraussetzungen und Einbettung im Training

- Notwendige Voraussetzung sind die Einheiten E-02 (»Phasen des Empathie-Prozessmodells) und E-06 (»Der empathische Kurzschluss«), da die GFK im Rahmen dieser Konzepte skizziert wird.
- Es ist sinnvoll, zuvor eigenes empathisches Handeln reflektiert zu haben (z. B. E-05 Empathie – Was gebe ich und was brauche ich).
- Diese Einheit dient als Voraussetzung für sämtliche späteren, auf die GFK bezogenen Einheiten.

Anleitung zur Durchführung

Zunächst wird in dieser Einheit das Ziel der Gewaltfreien Kommunikation (GFK) dargestellt und ihr Stellenwert für das Empathie-Training verdeutlicht.

Im Folgenden soll die GFK thematisiert werden. Hierbei handelt es sich um eine Art der Kommunikation, die ursprünglich entwickelt wurde, um Konflikte zwischen einzelnen Menschen oder Gruppen von Menschen zu lösen. Im Wesentlichen geht es darum, andere Menschen besser zu verstehen und von diesen selbst auch besser verstanden zu werden. Hier wird die GFK hier als Möglichkeit verwendet, zu einem besseren Verständnis des Gegenübers (wie beispielsweise eines Elternteils in der Erziehungsberatung) zu gelangen (▸ Folie 33), um so in relativ kurzer Zeit einen tragfähigen Kontakt herzustellen. Gleichzeitig wird die GFK genutzt, um die eigene Situation (z. B. eigene hohe Arbeitsbelastung, eigene begrenzte Handlungsmöglichkeit) dem Gegenüber so zu vermitteln, dass dieser es versteht und akzeptiert. Dadurch entwickelt sich eine gemeinsame Situation und eine gemeinsame Lösung, die idealerweise auf gegenseitigem Verständnis beruht. Dies führt sicherlich zu einer deutlichen Arbeitserleichterung, da davon auszugehen ist, dass wir weniger Gegenwehr, sondern eher Unterstützung durch diejenigen erfahren, mit denen wir arbeiten.

In einem kurzen Rückblick wird das Empathie-Prozessmodell (▸ Folie 34) betrachtet, so wollen wir die Methode der GFK als Möglichkeit nutzen, unser mentales Modell (mM) zu verbessern, das heißt, eine genauere und adäquatere Sicht unseres Gegenübers zu erreichen. Wie bereits an früherer Stelle ausgeführt wurde (▸ Folie 35), wird empathische Kompetenz als ein Prozess des Abgleichens der Informationen aufgefasst. Dabei wird die Passung zwischen der realen Situation meines Gegenübers und dem Bild, das ich von meinem Gegenüber langsam entwickle, immer weiter überprüft und abgeglichen. Dieser Prozess ist erst beendet, wenn beidseitig eine Übereinstimmung wahrgenommen wird (ich verstehe dich so, wie du verstanden werden willst). Auf diese Übereinstimmung kann ich dann adäquater reagieren, da ich meine Antwort auf den anderen ausrichte und in Kenntnis der Lage des anderen agiere (z. B. Unterstützung anbieten, Information geben, Schweigen). Diese empathische Kompetenz wird

Wozu GfK?

- Empathie geben = Wunsch nach Aufmerksamkeit des Gegenübers (z. B. Patient, Klient)
- Verständnis beim Gegenüberherstellen
- auch in kurzer Zeit guten Kontakt herstellen
- Unterstützung statt Gegenwehr des Gegenübers = Arbeitserleichterung

Bild der Giraffe: Sven Hartenstein

Folie 33

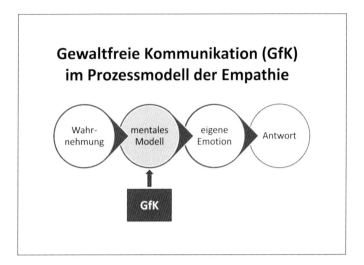

Folie 34

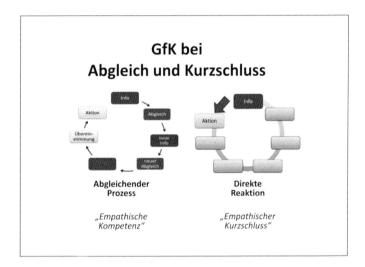

Folie 35

vom empathischen Kurzschluss (EKS) abgegrenzt, bei dem einen solcher Abgleich fehlt und stattdessen direkt eine Reaktion auf die Situation erfolgt (z.B. eine Äußerung), also in Unkenntnis der tatsächlichen Lage des anderen reagiert wird. Die GFK versteht sich als Hilfe für einen solchen Abgleich (▶ Folie 36) und macht praktische, konkrete Vorschläge, wie genau und auf welchen Ebenen ein solcher Abgleich stattfinden kann.

Nach Darstellung der Grundidee der GFK und der Einbettung in das vorliegende Trainingsprogramm sollte kurz auf die Entstehung eingegangen werden, da die GFK bis zum heutigen Tag eng mit ihrem Begründer, Marshall B. Rosenberg, verknüpft ist (▶ Folie 37):

Marshall B. Rosenberg wuchs als weißer Jude in einem – wie er selbst berichtete – schwarzen Ghetto in Detroit, USA auf. Bereits als Kind hat er durch die Rassen-

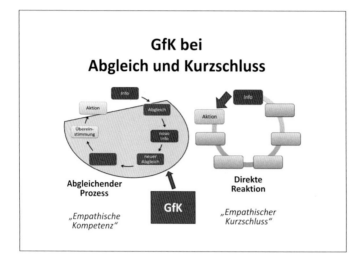

Folie 36

Gewaltfreie Kommunikation

Marshall B. Rosenberg
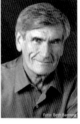
- aufgewachsen als weißer Jude
  im schwarzen Ghetto
  von Detroit, USA
- eigene Gewalterfahrungen
- Arbeit als Therapeut
- Erfahrung: bestimmte Art von
  Kommunikation behindert den Kontakt
  zwischen Menschen

Folie 37

konflikte intensive Gewalt erlebt. Er studierte Psychologie (unter anderem bei Carl Rogers, dem Begründer der humanistischen Gesprächspsychotherapie) und promovierte in Klinischer Psychologie 1961. Seine Arbeit in der eigenen Therapiepraxis war geprägt vom Einfluss durch Carl Rogers und Albert Ellis, dem Begründer der rational-emotiven Therapie. Rosenberg machte die Erfahrung, dass Klienten allein durch ihre Art der Kommunikation den Kontakt zum Gegenüber schwächen und die Verbindung zueinander erschweren. Er versuchte mit den Klienten und in seinem täglichen Leben z. B. auch als Familienvater diese Form der entfremdenden Kommunikation näher zu ergründen und dem eine verbindende Kommunikation gegenüber zu stellen. Diese entfremdende Kommunikation nannte Rosenberg (2008) die gewaltvolle und die verbindende Kommunikation die gewaltfreie/empathische/einfühlsame

Kommunikation. Um das Konzept der gewaltvollen Kommunikation kennenzulernen, soll diese anhand von Beispielen, die typische Äußerungen beschreiben, dargestellt werden:

Die gewaltvolle, entfremdende Sprache wurde von Rosenberg bildlich auch als »Wolfssprache« bezeichnet. Im englischen Original wird dafür der Ausdruck »Jackal Language« verwendet. Dies hat sich im deutschen Raum allerdings nicht durchgesetzt, da der Schakal hier nicht verbreitet ist. Eventuell wurde im deutschen Sprachraum der Wolf in Anlehnung an diese Figur

in den Grimmschen Märchen gewählt. In der »Wolfssprache« finden sich typischerweise Sätze wie (▶ Folie 38):

- Du bist dumm.
- Es verletzt mich, wenn du das tust.
- Ich bin enttäuscht von dir.
- Du bist immer so unsicher, sei doch mal selbstbewusster.
- Typisch Mann, grob und egoistisch.
- Du machst, was ich dir sage, oder es gibt Hausarrest.
- Du siehst doch gar nicht krank aus, das bildest du dir bestimmt nur ein.

Gewaltvolle Kommunikation
Typische Beispiele

- *Du bist dumm.*
- *Es verletzt mich, wenn du das tust.*
- *Ich bin enttäuscht von dir.*
- *Du bist immer so unsicher, sei doch mal selbstbewusster.*
- *Hab dich doch nicht so.*
- *Typisch Mann, grob und egoistisch.*
- *Du machst, was ich dir sage, oder es gibt Hausarrest.*
- *Du siehst doch gar nicht krank aus, das bildest du dir bestimmt nur ein.*

Folie 38

Diese Art von Kommunikation macht es den Gesprächspartnern schwieriger, miteinander in einen positiven Kontakt zu kommen. Sie treibt sie auseinander und schürt Aggressionen und Gegenaggressionen.

Nachdem typische Sätze präsentiert wurden, sollen die TN die allgemeinen Kennzeichen kennenlernen, die gewaltvolle Arten der Kommunikation charakterisieren. Hierdurch soll ermöglicht werden, dass die TN selbst weitere Beispiele generieren können:

Die Wolfssprache lässt sich in verschiedene Bereiche aufgliedern, auch wenn diese Kategorisierung nur darstellenden, beschreibenden Charakter hat und nicht dem Anspruch nach einer vollständigen Klassifikation nachkommt (▶ Folie 39). Man findet in dieser Kommunikationsform also

- Analysen, wie z. B. »Du hast Angst vor Nähe«
- Bewertungen, wie z. B. »So schlimm ist das doch gar nicht«

Kennzeichen der „Wolfssprache"

- Analysen
  - „Du bist ein Egoist."
  - „Du hast Angst vor Nähe."
- Bewertungen
  - „Du bist unzuverlässig/gleichgültig/nervig…"
- Abgabe von Verantwortung
  - „Du hast mich verlassen."
  - „Warum bin ich dir nur so egal?"
- Interpretationen
  - „Du verstehst mich nicht."

Folie 39

- Abgabe von Verantwortung, wie z. B. »Du hast mich verlassen«
- Interpretationen, wie z. B. »Du verstehst mich nicht«

Dabei sollte den TN verdeutlicht werden, dass durch sämtliche Kennzeichen der Fokus der Aufmerksamkeit auf die andere Person gerichtet wird, indem entweder ihr Verhalten analysiert, bewertet oder interpretiert wird, dabei eventuell auch direkt die Verantwortung für das eigene Befinden zugeschrieben wird (z. B. »Ich fühle mich schlecht, weil du mich verlassen hast«). Ferner sollte herausgearbeitet werden, dass Äußerungen dieser Art beim Gegenüber in der Regel Abwehrreaktionen hervorrufen, die den weiteren Gesprächsverlauf behindern (z. B. Reaktanz, Abblocken, Rechtfertigungen).

Hinweise und eigene Erfahrungen

Wenn eine längere Pause zwischen der Darstellung des EPM und des EKS liegt, ist es sinnvoll, beide Konzepte während der Darstellung zu wiederholen.

Falls die TN in früheren Seminaren oder Fortbildungen schon von den Carl Rogers oder Albert Ellis gehört haben und mit ihren Theorien und Methoden vertraut sind, bietet es sich an, die Verbindung zu beiden Autoren genauer herauszuarbeiten:

- Zu *Rogers'* Auffassung lassen sich dahingehend Parallelen ziehen, dass auch Rosenberg grundsätzlich ebenfalls von einem positiven Menschenbild ausgeht und entsprechend ein gewaltfreier, positiver Umgang zwischen Menschen prinzipiell möglich ist. Die Nähe zu Rogers verwundert nicht, da Rosenberg bei Rogers studiert hat und – wie er selbst sagt – stark von der gemeinsamen Arbeit geprägt wurde.
- *Ellis'* Theorie findet in der GFK ihren Niederschlag durch die Betonung, dass Überzeugungssysteme und Bewertungen die Wahrnehmungen einer Person beeinflussen und letztlich Missverständnisse insbesondere aufgrund unterschiedlicher Bewertungen existieren.

Neben der reinen Widergabe des Stoffes in dieser Einheit ist es auch möglich, die Kennzeichen gewaltvoller Kommunikation (d. h. Analysen, Bewertungen, Abgabe von Verantwortung und Interpretation) in der Gruppe herauszuarbeiten. So könnten die TN, nachdem die Beispiele der »Wolfssprache« präsentiert wurden, gefragt werden, wieso die Beispieläußerungen als »gewaltvoll« bezeichnet werden können und was eventuelle Gemeinsamkeiten sind. Anschließend sollten auf Basis der von den TN gegebenen Antworten die allgemeinen Kennzeichen (s. o.) herausgearbeitet werden.

Oftmals fällt es TN schwer, zu verstehen, wieso auch (zunächst positiv) gemeinte Analysen und Bewertungen als gewaltvoll bezeichnet werden. So stimmen die TN in der Regel zu, dass Bewertungen wie »du bist faul« den Gesprächsverlauf belasten. Gleiches sehen sie hingegen oftmals bei positiven Bewertungen wie »du bist intelligent« nicht gegeben. Hier ist es wichtig, dass die TN verstehen, dass bei jeder Form von Bewertungen oder Analysen der Gesprächspartner insofern nicht ernst genommen wird, als dass kein ernsthafter Bezug inhaltlicher Art zu seinen Äußerungen vorgenommen wird, sondern diese als Indikatoren einen zugrunde liegenden Merkmals oder Wunsches herangezogen werden. Zudem bedeutet eine Analyse/Bewertung immer, dass sich der derjenige, der bewertet/analysiert, über denjenigen setzt, den er analysiert. Dies lässt sich beispielsweise anhand eines Lehrer-Schüler-Verhältnisses demonstrieren. Hierbei ist es nur dem Lehrer aufgrund seiner Position möglich, den Schüler als »intelligent« zu bewerten; Umgekehrtes würde hingegen als Anmaßung verstanden werden. In diesem Sinne kann eine Reihe von Beispielen konstruiert werden, in denen auch »positive« Bewertungen als inadäquat betrachtet werden. Wichtig ist hierbei prinzipiell das Verständnis, dass Bewertungen über eine andere Person per se eine gewaltvolle Komponente beinhalten. Natürlich spielen in der Alltagsinteraktion negative Bewertungen eine größere Rolle und stehen daher im Vordergrund.

E-09 Noch mehr Wölfe – Eigene Beispiele

Art der Einheit

Gruppenarbeit

Kurzbeschreibung

In dieser Einheit sammeln die TN Beispiele für gewaltvolle Kommunikation aus ihrem eigenen Leben und analysieren anhand dieser Beispiele die Auswirkungen dieser Kommunikationsform auf den Gesprächsverlauf.

Ziele

- Reflektieren des Gebrauchs gewaltvoller Kommunikation im Alltag
- Erkennen der Auswirkungen, die gewaltvolle Kommunikation für den Gesprächsverlauf hat

Material und Vorbereitung

- Folie 40
- Unbeschriebene Blätter und Stifte

Dauer

ca. 20 Minuten

Voraussetzungen und Einbettung im Training

• In dieser Einheit werden die Kenntnisse aus E-08 (»Einführung in die Gewaltfreie Kommunikation«) vertieft.

Anleitung zur Durchführung

In dieser Einheit sollen die TN das zuvor erworbene Wissen über gewaltvolle Formen der Kommunikation (»Wolfssprache«) vertiefen, indem Beispiele aus dem eigenen Leben reflektiert werden, die eigene Erlebnisse mit der Wolfssprache beinhalten. Die TN können darauf hingewiesen werden, dass Wolfssprache in verschiedenen Situationen vorkommt und dass davon auszugehen ist, dass die TN verschiedene Arten der Wolfssprache sowohl von anderen gehört als auch sicherlich selbst anderen gegenüber schon verwendet haben.

Die Aufgabe der TN besteht darin, sich in 4er-Gruppen zusammenzusetzen und im Gespräch miteinander Beispiele zur Wolfssprache zu sammeln, die sie in ihrem eigenen Leben von anderen gehört haben, selbst anderen gesagt haben oder erzählt bekommen haben (▶ Folie 40). Als Anregung dienen die Beispiele zur Wolfssprache aus Einheit E-08 (»Einführung in die Gewaltfreie Kommunikation«). Dabei werden die TN von den LE auf unterschiedliche Bereiche wie Arbeitsplatz, Familie, Hobby und Bezugsgruppen, wie Vorgesetzte, Kollegen, Klienten, Patienten, Angehörige, Familienmitglieder, Freunde, Bekannte, Ausbilder, sowie unterschiedliche Situationen, wie zum Beispiel beim Einkaufen oder im Straßenverkehr, hingewiesen, damit es den TN leichter fällt, entsprechende Erinnerungen zu aktivieren. Nach Erstellen dieser Sammlung sind die TN aufgefordert, sich zu erinnern, welche Wirkung die Wolfssprache in ihren Beispielen auf die Qualität des Gesprächs hatte (d. h. Stimmung zwischen den Beteiligten, Gesprächsverlauf, emotionale Folgen nach Ende des Gesprächs). Im Anschluss sind die TN im Plenum aufgefordert, von einigen Beispielen zu berichten und mit den anderen TN zu teilen.

Hinweise und eigene Erfahrungen

In der Regel gelingt es den TN recht gut, Beispiele gewaltvoller Kommunikation zu generieren. Einige typische Beispiele, die in den Trainings der Autoren genannt wurden sind:

• »Bist du etwa schon wieder schlecht gelaunt?«
• »Du lässt mich nie ausreden.«
• »Mit dir kann man nicht diskutieren.«
• »Du bist doch selbst schuld an der Situation.«
• »Immer machst du mir Vorwürfe.«
• »Warum bist du immer so unfreundlich zu mir?«
• »Du bist so launisch, das zieht mich runter.«
• »Ich fühle mich ungerecht behandelt.«

Es ist sinnvoll, die TN anzuhalten, ihre Beispiele sowohl bei der Diskussion in der Kleingruppe als auch bei der Vorstellung im Plenum den zuvor in Einheit E-08 (»Einfüh-

Noch mehr Wölfe?

• in 4er-Gruppen
• weitere Beispiele für Wolfssprache finden
    – selbst erfahren, selbst erfahren lassen, von
      anderen gehört, mit anderen erlebt, …
    – Vorgesetzte, Kollegin, Patient, Angehörige, …
• Welchen Einfluss hatte das auf den Kontakt
  und die Qualität des Gesprächs?

Folie 40

rung in die Gewaltfreie Kommunikation«) besprochenen Oberkategorien (d. h. Analysen, Bewertungen, Abgabe von Verantwortung und Interpretationen) zuzuordnen, um zu kennzeichnen, wieso es sich im konkreten Fall um eine gewaltvolle Art der Kommunikation handelt.

Bezüglich der Wirkung der Wolfssprache auf die Qualität des Gesprächs sollte herausgearbeitet werden, dass diese Kommunikationsart in der Regel zu einem Bruch im Gesprächsverlauf führt. Gewöhnlich führen entsprechende Äußerungen dazu, dass das Gegenüber eine Abwehrhaltung einnimmt, da die Äußerungen als Vorwurf erlebt werden. Dies lenkt von der eigentlichen Gesprächsthematik ab, an die es dann

eigentlich nicht mehr möglich scheint anzuknüpfen. So führt beispielsweise die Aussage »Immer machst du mir Vorwürfe« dazu, dass der Gesprächspartner sich genötigt fühlt, zunächst diese Aussage zu negieren bzw. zu korrigieren, dass seine Äußerung nicht als Vorwurf gemeint war. In diesem Fall würde man dann jedoch vom eigentlichen Gesprächsinhalt abweichen und sich praktisch nur noch auf einer negativen, emotional eskalierten Metaebene über Vorwürfe streiten. Aus Erfahrung kommen die TN in dieser Gruppenarbeit recht schnell zu der Erkenntnis, dass gewaltvolle Formen der Kommunikation hinderlich sind und eher zur Eskalation führen.

E-10 Das Konzept der Bedürfnisse in der GFK

Art der Einheit

Vortrag

Kurzbeschreibung

In einem Vortrag wird den TN das Konzept der Bedürfnisse sowie deren Relevanz in der Gewaltfreien Kommunikation erklärt.

Ziele

* Verständnis, dass Bedürfnisse hinter konkreten Äußerungen liegen und diese begründen
* Fähigkeit, zwischen Bedürfnissen und Strategien zu deren Umsetzung zu differenzieren
* Verständnis, dass Bedürfnisse nicht verhandelbar sind und Auseinandersetzungen nur auf Ebene der Strategien stattfinden

Material und Vorbereitung

Folien 41–53

Dauer

ca. 30 Minuten

Voraussetzungen und Einbettung im Training

* Für diese Einheit bestehen keine direkten Voraussetzungen.
* Wenn diese Einheit als Bestandteil der Darstellung der GFK durchgeführt werden soll, müsste zuvor E-08 (»Einführung in die Gewaltfreie Kommunikation«) durchgeführt werden.

Anleitung zur Durchführung

In dieser Einheit soll den TN in einem Vortrag das Konzept der Bedürfnisse in der GFK nahe gebracht werden. Wie in Kapitel 2 skizziert, sind vier Ebenen bei der GFK zu beachten: 1. Wahrnehmungen, 2. Gefühle, 3. Bedürfnisse und 4. Bitten. Da die Herausarbeitung der Bedürfnisse sicherlich das wesentlichste Element der Gewaltfreien Kommunikation darstellt, scheint es uns didaktisch sinnvoll, mit diesem Schritt zu beginnen und die anderen Ebenen an späterer Stelle einzuführen.

Ansatzpunkt für die Darstellung des Bedürfnis-Konzeptes können die Beispiele der »Wolfssprache« aus den vorangegangenen Übungen E-08 (»Einführung in die Gewaltfreie Kommunikation«) oder E-09 (»Noch mehr Wölfe – Eigene Beispiele«) darstellen. Diese Beispieläußerungen werfen die Frage auf, was hinter diesen Äußerungen steht und warum sie notwendig erscheinen, wenn sie doch meist auf Gegenaggression und

Abwehr beim Gegenüber stoßen. Die TN werden mit dieser Fragestellungen konfrontiert (▶ Folie 41): Gibt es einfach böse Menschen, böse Absichten und blinde Aggression? Zur Demonstration, dass es die Bedürfnisse sind, die hinter Äußerungen stehen, wird folgendes Beispiel geboten:

Nehmen wir an, ich wäre wütend über einen Freund und sage zu ihm: »Martin, du Blödmann, du bist echt das Letzte!« (▶ Folie 42). Meine Wut kann ich nun hinterfragen, bis ich an die Ebene der Werte und Bedürfnisse komme, die Fundamente unseres Erlebens sind. Das kann am Beispiel in der Selbstreflexion so aussehen (▶ Folie 43): Warum war ich wütend? Weil Martin mich angelogen hat. Warum war ich wütend, als ich dachte, dass Martin mich angelogen hat? Weil das hinterhältig und gemein ist. Warum war ich wütend, als ich Martin als hinterhältig und gemein gesehen habe (▶ Folie 44)? Weil er damit unsere Freundschaft kaputt gemacht hat. Warum war ich wütend, als ich dachte, dass er damit unse-

**Was steht *hinter*
gewaltvoller Kommunikation?**

- Böse Menschen?
- Böse Absichten?
- Blinde Aggression?

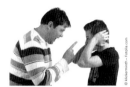

→ *hinter*fragen mit „Warum?"

Folie 41

Warum?

„Martin, du Blödmann, du bist echt das
Letzte!"

Folie 42

re Freundschaft kaputt macht? Weil ich ihn sehr mag und mich auf ihn verlassen habe. Mir sind also die Verbindung zu ihm und die Zuverlässigkeit wichtig. Wenn diese Werte verletzt werden, werde ich wütend, weil sie mir wichtig sind (▶ Folie 45).

Den TN wird nach Darbietung des Beispiels erklärt, dass der Ansatz von Rosenberg darin besteht, dass wir unser Verhalten immer wieder auf unsere Bedürfnisse und Werte zurückführen können (▶ Folie 46). Wenn ein Verständnis auf dieser Ebene erreicht ist, führt dies rasch zu mehr Klarheit in der Situation und so zu einem gegenseitigen emotionalen Verständnis füreinander. Dann lassen sich die meisten zwischenmenschlichen Schwierigkeiten wesentlich leichter lösen, da Bedürfnisse immer eine positive Richtung haben, miteinander vereinbar sind und daher nicht miteinander in Konflikt stehen können. Bedürfnisse sind auch nicht weiter zu hinterfragen, da jeder Mensch jedem anderen diese zugesteht. Die Idee der GFK ist, dass

77

Warum war ich wütend?

→ **Weil Martin mich angelogen hat.**

Warum war ich wütend, als Martin mich
angelogen hat?

→ **Weil das hinterhältig und gemein ist.**

Folie 43

Warum war ich wütend, als Martin hinterhältig
und gemein war?

→ **Weil er damit unsere Freundschaft kaputt
gemacht hat.**

Warum war ich wütend, als ich dachte, dass er
damit unsere Freundschaft kaputt macht?

→ **Weil ich ihn sehr mag und mich auf ihn
verlassen habe.**

Folie 44

---

dann eine echte, tiefe Empathie stattfinden kann, wenn ich das Gegenüber mit seinen Bedürfnissen sehen kann. In diesem Sinne stellen Bedürfnisse einen der vier Grundschritte der Gewaltfreien Kommunikation dar und werden von konkreten Strategien abgegrenzt, mit deren Hilfe Bedürfnisse befriedigt werden können (▶ Folie 47).

Anschließend wird im Training genauer dargestellt, worum es sich bei Bedürfnissen genau handelt (▶ Folie 48): Bedürfnisse sind Grundmotive des Menschen. Bedürfnisse

beschreiben, wonach es in mir strebt, was ich im Augenblick brauche. Typische Beispiele für Bedürfnisse (ohne Anspruch auf Vollständigkeit) sind:

- Autonomie (z. B. Freiheit, Selbstbestimmung)
- Identität (z. B. Authentizität, Selbstausdruck)
- Sicherheit (z. B. Ehrlichkeit, emotionale Stabilität)
- Kontakt (z. B. Gemeinschaft, Austausch)

Lösung

Mir sind also die Verbindung und die
Zuverlässigkeit wichtig. Wenn diese Werte
verletzt werden, werde ich wütend, weil sie
mir wichtig sind.

Folie 45

Warum?

tief, tiefer, bedürfnisorientiert?

Verhalten → warum?
Gedanken → warum?
Wünsche → warum?
Bedürfnisse. Punkt.

Folie 46

- Körperliches (z. B. Erholung, Nahrung)
- Geistiges (z. B. Wachstum, Abwechslung)
- Seelisches (z. B. Wertschätzung, Verständnis)
- Feiern (z. B. Leichtigkeit, Humor)
- Harmonie (z. B. Gleichwertigkeit, Stimmigkeit)

Bedürfnisse sind allgemein, unabhängig von konkreten anderen Menschen, zeit- und ortsunabhängig und positiv formuliert. Der Satz »Ich will zwei Wochen Urlaub in Athen« ist zwar positiv, unabhängig von anderen Menschen sowie von einer konkreten Zeit, aber nicht allgemein formuliert und nicht ortsunabhängig. Das Bedürfnis hinter dieser Äußerung wäre also vermutlich Erholung und Ruhe oder auch Ausgleich und Inspiration, was durchaus mit einem Urlaub in Athen umgesetzt werden könnte. Ähnlich ist der Satz »Ich möchte von dir wissen, was du an meinem Vortrag magst«. Er ist nicht allgemein und

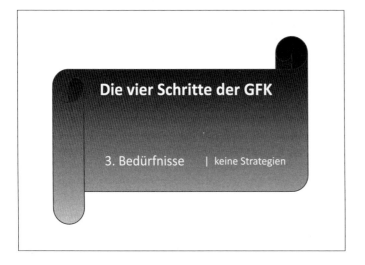

Folie 47

Was sind eigentlich Bedürfnisse?

Bedürfnisse

= Grundmotive

= wonach es in mir strebt

= was ich jetzt brauche

= z. B. Erholung, Kontakt, Sicherheit, Klarheit, …

= NICHT konkrete Verhaltensweisen wie „Urlaub machen", SONDERN allgemein wie „Erholung, Entspannung"

Folie 48

nicht unabhängig von konkreten anderen Menschen. Das Bedürfnis dahinter wäre vermutlich Klarheit oder Anerkennung und Wertschätzung.

Es ist wichtig, dass die TN verstehen, dass Bedürfnisse nicht gleichzusetzen sind mit Wünschen oder konkreten Vorhaben, sondern dass es darum geht, derartige Wünsche und Vorhaben auf allgemeine Grundbedürfnisse zurückzuführen, die jeder Mensch zu jedem Zeitpunkt haben

kann – und die damit nicht mehr hinterfragbar sind. Daher ist es notwendig, zwischen Bedürfnissen und Strategien zu unterscheiden. Letztere dienen der konkreten Umsetzung eines Bedürfnisses, wobei sich Bedürfnisse in unterschiedlichen Strategien äußern können und Strategien unterschiedlichen Bedürfnissen dienen können. Dieses Phänomen wird in der Psychologie durch die Prinzipien der Äquifinalität und Äquipotenzialität beschrieben:

Bei der Äquifinalität wird das gleiche Ergebnis von unterschiedlichen Ausgangssituationen erreicht (in diesem Falle: die gleiche Strategie kann aufgrund unterschiedlicher Bedürfnisse resultieren). Bei der Äquipotenzialität können verschiedene Endergebnisse auf dieselbe Wirkung zurückgeführt werden (in diesem Falle: unterschiedlichen Strategien liegt das gleiche Bedürfnis zugrunde).

Jedes Bedürfnis ist durch eine Vielzahl von Strategien umsetzbar (▶ Folie 49). Erholung kann je nach Situation und Vorlieben beispielsweise über einen Abend in der Oper, eine heiße Badewanne, einen Spaziergang im Wald oder viele andere Wege erreicht werden. Umgekehrt kann eine Strategie verschiedene Bedürfnisse erfüllen (▶ Folie 50). So kann ein Abend in der Oper der Erholung, aber auch der Inspiration, dem Austausch und der Abwechslung dienen. Bedeutsam ist hierbei zu bemerken, dass die Strategien im zwischenmenschlichen Kontakt verhandelbar sind. Man kann sich einigen und darüber streiten, welche Möglichkeiten man für die Umsetzung der Bedürfnisse wählt. Das Bedürfnis selbst jedoch ist nicht verhandelbar. Es ist gegeben und so zu akzeptieren. So kann eine Frau ihr Bedürfnis nach Abwechslung umsetzen, indem sie mit einem guten Freund in die besagte Oper geht. Ihr Ehemann kann hier streiten, dass sie eine an-

dere Strategie wählen soll, z. B. stattdessen mit einer Freundin in die Oper geht oder mit ihm ins Kino. Das Bedürfnis nach Abwechslung aber kann nicht Gegenstand der Auseinandersetzung sein. Daher ist die Unterscheidung zwischen Bedürfnissen als allgemeinen Bestrebungen und Strategien als konkreten Umsetzungsformen wichtig. Wenn man die Konflikte von der Strategieebene lösen kann und Klarheit auf der Bedürfnisebene erreicht wird, kann man über neue Strategien verhandeln, die die Bedürfnisse aller Beteiligten erfüllen können und so den Konflikt lösen (▶ Folie 51).

Abschließend wird das Konzept der Bedürfnisse zusammengefasst. Zunächst wird anhand von Folie 52 wiederholt, dass Bedürfnisse allgemein und positiv formuliert sind. Es werden drei Beispiele vorgegeben, in denen Bedürfnisse und Strategien gemischt stehen. Die TN werden gefragt, was ihrer Ansicht nach Bedürfnisse und was Strategien zur Umsetzung sind:

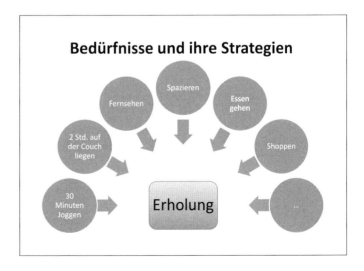

Folie 49

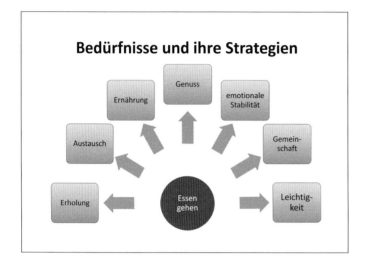

Bedürfnisse und ihre Strategien

Folie 50

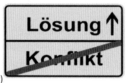

Bedürfnisse und ihre Strategien

Konflikte existieren nur auf Strategieebene!

- nicht verhandelbar:
  Bedürfnisse
  (sind einfach da)
- verhandelbar:
  Strategien
  (sind wählbar und austauschbar)

Folie 51

- Mir ist wichtig, morgens eine halbe Stunde zu joggen. (*Strategie*)//Mir ist Gesundheit wichtig. (*Bedürfnis*)
- Ich brauche Anerkennung. (*Bedürfnis*)// Ich möchte von dir wissen, was du an meinem Vortrag magst. (*Strategie*)
- Sie möchte nicht von dir in ihrer Entscheidung behindert werden. (*Strategie*)//Sie möchte frei entscheiden. (*Bedürfnis*)

Weiterhin wird wiederholt, dass Bedürfnisse frei von konkreten Orts- und Zeitangaben und

unabhängig von der Mitwirkung von konkreten anderen Menschen sind (▶ Folie 53). Anhand von drei Beispielaufgaben werden die TN wiederum gefragt, ob es sich um ein Bedürfnis oder eine Strategie handelt:

- Es ist mir wichtig, im Sommer zwei Wochen am Strand liegen zu können. (*Strategie*)//Für mich ist jetzt Erholung wichtig. (*Bedürfnis*)
- Ich brauche Austausch. (*Bedürfnis*)//Ich möchte mit dir heute essen gehen. (*Strategie*)

Was sind Bedürfnisse genau?

- Bedürfnisse vs. Strategien
- Bedürfnis = allgemein und positiv formuliert
  - Mir ist wichtig, morgens eine halbe Stunde zu joggen. // Mir ist Gesundheit wichtig.
  - Ich brauche Anerkennung. // Ich möchte von dir wissen, was du an meinem Vortrag magst.
  - Sie möchte nicht von dir in ihrer Entscheidung behindert werden. // Sie möchte frei entscheiden.

Folie 52

Was sind Bedürfnisse genau?

- Bedürfnisse vs. Strategien
- Bedürfnisse = frei von Orts- und Zeitangaben
- Bedürfnisse = unabhängig von der Mitwirkung von konkreten anderen Menschen
  - Für mich ist es wichtig, im Sommer zwei Wochen am Strand liegen zu können. // Für mich ist jetzt Erholung wichtig.
  - Ich brauche Austausch. // Ich möchte mit dir heute essen gehen.
  - Ich möchte akzeptiert werden. // Ich möchte von dir akzeptiert werden.

Folie 53

- Ich möchte akzeptiert werden. (*Bedürfnis*)//Ich möchte von dir akzeptiert werden. (*Strategie*)

Hinweise und eigene Erfahrungen

Aus den Erfahrungen der Autoren fällt es den TN zunächst schwer, Bedürfnisse als orts-, zeit- und personenunabhängig zu betrachten. Beispielsweise nennt ein TN, das »Bedürfnis, dass du mir zuhörst«. Hier ist es wichtig, darauf zu verweisen, dass man derartige konkrete Wünsche als Strategien erkennt, da nicht davon auszugehen ist, dass jeder Mensch dies formulieren könnte. Zwar ist das Bedürfnis nach Aufmerksamkeit natürlich vertretbar, es ist aber als Bedürfnis unabhängig von konkreten anderen Menschen. Zu fragen ist immer, ob dieses Bedürfnis bei anderen Personen zu anderen Zeiten auftreten kann. So kann als Beispiel ange-

83

führt werden, dass das Bedürfnis nach Nahrung jeder Mensch hat, aber der Wunsch nach spezieller Nahrung, z. B. Schokoladeneis, kein Grundbedürfnis darstellen kann, weil dieser Wunsch nicht bei allen Menschen (z. B. nicht bei Aborigines) oder zu allen Zeiten (z. B. zu Zeiten Luthers) existiert.

Es ist unbedingt darauf zu achten, dass jeder TN die Differenzierung zwischen Bedürfnissen und konkreten Strategien, mit denen man versucht, diese Bedürfnisse zu befriedigen, beherrscht, da diese für gewaltfreie Kommunikationsformen grundlegend ist. Je nach Verständnis der TN kann es hierbei sinnvoll sein, verschiedene weitere Beispiele anzubieten, um dies zu verdeutlichen.

E-11 Bedürfnisse erkennen

Art der Einheit

Gruppenarbeit

Kurzbeschreibung

In dieser Übung wird anhand von Beispielen das Erkennen und korrekte Benennen von Bedürfnissen, die hinter bestimmten Aussagen stehen, eingeübt.

Ziele

- Vertiefung des Verständnisses von Bedürfnissen
- Einübung der Fertigkeit, Bedürfnisse hinter konkreten Aussagen zu erkennen
- Erkennen, dass unterschiedliche Bedürfnisse hinter einer Aussage stehen können (und entsprechend keine eindeutige Zuordnung möglich ist)

Material und Vorbereitung

Folie 54

Dauer

ca. 10 Minuten

Voraussetzungen und Einbettung im Training

- In dieser Einheit werden die in E-10 (»Das Konzept der Bedürfnisse«) erworbenen Kenntnisse übend vertieft.
- Die Übung bereitet auf die nachfolgende Übung E-11 (»Bedürfnisse oder Strategien«) vor.

Anleitung zur Durchführung

In dieser Einheit soll das Konzept der Bedürfnisse durch eine Übung in der Gruppe vertieft werden. Im Plenum werden hierzu acht Aussagen dargeboten (▶ Folie 54), wobei die Aufgabe der TN darin besteht zu überlegen, welches konkrete Bedürfnis hinter der jeweiligen Aussage stehen könnte.

1. Es verletzt mich, wenn du mir nicht zuhörst.
2. Der Chef hat was von Arbeitsplatzabbau gesagt.
3. Er ist so unglaublich rücksichtslos.
4. Ich bin sauer, weil du mich nicht ernst nimmst.
5. Es enttäuscht mich, dass bei uns den Frauen so viele Hindernisse in den Weg gelegt werden.
6. In unserer Gruppe herrscht ein sehr rauer Umgangston.
7. Die Arbeit macht mir keinen Spaß.
8. Ich werde hier nur übersehen.

Was sind Bedürfnisse genau?

1. Es verletzt mich, wenn du mir nicht zuhörst.
2. Der Chef hat was von Arbeitsplatzabbau gesagt.
3. Er ist so unglaublich rücksichtslos.
4. Ich bin sauer, weil du mich nicht ernst nimmst.
5. Es enttäuscht mich, dass bei uns den Frauen so viele Hindernisse in den Weg gelegt werden.
6. In unserer Gruppe herrscht ein sehr rauer Umgangston.
7. Die Arbeit macht mir keinen Spaß.
8. Ich werde hier nur übersehen.

Folie 54

Die Aussagen sollen mit dieser Fragestellung nacheinander bearbeitet werden, wobei die entsprechenden Überlegungen im Plenum gemeinsam angestellt werden sollen, damit die TN einerseits erkennen, dass es möglich ist, dass unterschiedliche Bedürfnisse hinter einer Aussagen angenommen und dass Bedürfnisse unterschiedlich benannt werden können. Als beispielhafte Lösung werden diese Bedürfnisse zu den Sätzen oben vorgeschlagen:

zu 1. Aufmerksamkeit, gesehen werden
zu 2. Sicherheit, Klarheit
zu 3. Rücksicht, Respekt
zu 4. Ernst genommen werden, gesehen werden
zu 5. Gleichwertigkeit, Fairness
zu 6. Respekt, Harmonie, emotionale Sicherheit
zu 7. Sinn, Spaß
zu 8. Gesehen werden, Rücksicht

Hinweise und eigene Erfahrungen

Durch die Bearbeitung fällt den TN oftmals auf, dass verschiedene Antworten richtig sind, da unterschiedliche Bedürfnisse hinter ein und derselben Aussage stehen können. Hier kann es sinnvoll sein, die TN darauf hinzuweisen, dass bei Unklarheiten und Uneindeutigkeiten in der Regel weitere Informationen eingeholt werden müssen, um mit größerer Sicherheit auf die zugrundeliegenden Bedürfnisse schließen zu können.

In der Regel treten bei einigen TN Schwierigkeiten auf, die passenden Worte für Bedürfnisse zu nennen. An dieser Stelle eignet es sich, herauszuarbeiten, dass unser Vokabular, das wir aktiv zur Verfügung haben, oftmals für die Beschreibung von Bedürfnissen nicht ausreichend ist, was unter anderem daran liegt, dass wir es nicht gewohnt sind, über Bedürfnisse zu sprechen und sie direkt zu formulieren. Die Erkenntnis dieses

Defizits führt direkt in die nächsten Übungen, in denen entsprechende Benennungen für Bedürfnisse angeboten werden und der Bedürfniswortschatz aktiviert wird.

E-12 Bedürfnisse oder Strategien

Art der Einheit

Gruppenarbeit

Kurzbeschreibung

In dieser Übung sollen die TN anhand eines Arbeitsblattes zwischen Bedürfnissen und Strategien differenzieren.

Ziele

- Vertiefung des Verständnisses der Konzepte »Bedürfnis« und »Strategie«
- Fähigkeit, zwischen Bedürfnissen und Strategien zu differenzieren
- Erweiterung des aktiven Vokabulars für Bedürfnisse

Material und Vorbereitung

- Folie 55
- Arbeitsblatt 2: Bedürfnisse oder Strategien

Dauer

ca. 20 Minuten

Voraussetzungen und Einbettung im Training

- In dieser Einheit werden die in E-10 (»Das Konzept der Bedürfnisse«) erworbenen Kenntnisse übend vertieft.
- Die Übung bereitet auf die nachfolgende Übung E-13 (»Bedürfnisliste«) vor.

Anleitung zur Durchführung

Die folgende Übung schließt an der Erkenntnis aus der vorangegangenen Einheit, dass Bedürfnisse oftmals schwer zu benennen sind, an und intendiert, das aktive Vokabular in diesem Bereich wieder zu erweitern (▶ Folie 55). Die TN erhalten das Arbeitsblatt 2 (Bedürfnisse oder Strategien) und haben die Aufgabe, zuerst individuell die Worte zu markieren, die sie für Bedürfnisse und keine Strategien halten. Danach setzen sie sich in 4er-Gruppen zusammen und diskutieren ihre Ansichten, um zu einer gemeinsamen Lösung zu kommen. Haben sie sich geeinigt (oder die Unterschiedlichkeit der Meinungen akzeptiert), finden sich die Gruppen wieder im Plenum zusammen und tauschen ihre Ansichten aus.

Hinweise und eigene Erfahrungen

Oftmals tauchen in dieser Übung Schwierigkeiten der TN mit dem Konzept der Bedürf-

Bedürfnisse oder Strategien			
Akzeptanz	Entspannung	Klarheit	Sicherheit
Arbeitsplatz	Familie	Kreativität	Sport
ausgewogene Ernährung	freie Berufswahl	kurze Meetings	Tanzen
Authentizität	Freunde	Liebe	Theaterbesuche
Autonomie	Frieden	Macht	Unterstützung
Berührung	Geborgenheit	Mobilität	Urlaub
Bier	Geld	Nähe	Verbindung
Bildung	Gemeinschaft	Respekt	Verständnis
Duschen	Gesehen-Werden	Rücksichtnahme	Vertrauen
Effektivität	Gespräche	Ruhe	Wärme
eigenes Auto	Gleichberechtigung	Schokolade	Wasser
emotionale Sicherheit	gutes Arbeitsklima	Schönheit	Zeit
Empathie	Harmonie	Sexualität	Zuverlässigkeit

Arbeitsblatt 2: Bedürfnisse oder Strategien

Worte finden

Arbeitsblatt: *Bedürfnisse oder Strategien*

- individuell: Welche Worte beschreiben Bedürfnisse? **Kreisen Sie alle *Bedürfnisse* ein!**
- danach: Austausch und gemeinsame Lösung mit dem Nachbarn!

Folie 55

nisse auf. Beispielsweise nennen TN ein »gutes Arbeitsklima« oder ein »eigenes Auto« als wichtige Bedürfnisse, die dem Verhalten eines Menschen zugrunde liegen können. Hierbei ist es wichtig, nochmals zu hinterfragen, ob es sich dabei tatsächlich um für alle Menschen existente Grundbedürfnisse handelt (z. B. ob ein »gutes Arbeitsklima« auch ein Bedürfnis für einen Rentner darstellen kann) oder ob nicht andere, auf einer tieferen Ebene hinter den als Bedürfnisse vermuteten Strategien stehen: Beispielsweise, dass das (allgemein geteilte) Bedürfnis nach Harmonie hinter dem Wunsch nach einem guten Arbeitsklima steckt.

In den Trainings haben die Autoren den TN berichtet, dass bei einigen genannten Aspekten auch unter den LE unterschiedliche Meinungen existierten, ob es sich dabei um ein grundlegendes Bedürfnis eines Menschen handelt oder nicht. Dies kann besonders dann hilfreich sein, wenn eine »philosophische« Diskussion beginnt, ob beispielsweise Macht nun Bedürfnis oder Strategie ist. Diese Übung provoziert das Bedürfnis nach Klarheit in der Benennung von Bedürfnissen, dem in der nächsten Übung nachgekommen wird.

E-13 Bedürfnisliste

Art der Einheit

Gruppenübung

Kurzbeschreibung

In dieser Einheit wird eine Sammlung existierender Bedürfnisse vorgestellt (»Bedürfnisliste«). Weiterhin werden zwei Übungen durchgeführt, in denen die Bedürfnisliste verwendet wird: Zum einen sollen die dargebotenen Bedürfnisse hinsichtlich der eigenen Relevanz reflektiert werden, zum anderen sollen anhand von Beispielsätzen zugrundeliegende Bedürfnisse identifiziert werden.

Ziele

- Erwerb eines reichhaltigen Vokabulars zur Benennung von Bedürfnissen
- Fähigkeit, Bedürfnisse zu identifizieren
- Reflexion über und Verständnis von den eigenen Hauptbedürfnissen, die das eigene Verhalten im Vergleich zu den Mitmenschen besonders charakterisieren

Material und Vorbereitung

- Folien 56, 57
- Arbeitsblatt 3: Bedürfnisliste

Dauer

ca. 30 Minuten

Voraussetzungen und Einbettung im Training

- In dieser Einheit werden die in E-10 (»Das Konzept der Bedürfnisse«) erworbenen Kenntnisse übend vertieft.
- Inhaltlich schließt die Einheit an E-10 (»Bedürfnisse erkennen«) und E-11 (»Bedürfnisse oder Strategien«) an, diese sind aber keine zwingende Voraussetzung für die vorliegende Übung.
- Bei dieser Übung handelt es sich um eine unverzichtbare Übung für das weitere Training, da hier die Bedürfnisliste ausgehändigt wird, auf die bei späteren Übungen zurückgegriffen werden soll.

Anleitung zur Durchführung

Zunächst werden die TN nochmals darauf hingewiesen, dass Menschen oftmals Schwierigkeiten haben, Bedürfnisse zu formulieren. Eine Ursache kann darin liegen, dass dieser Bereich gewöhnlich in der zwischenmenschlichen Kommunikation vernachlässigt wird, sodass unser aktiver Wortschatz verkümmert ist. Als Hilfe wird daher eine Sammlung möglicher Bedürfnisse angeboten (▶ **Arbeitsblatt 3**), die es uns ermöglicht, den aktiven Wortschatz zu erweitern. Nachdem das Arbeitsblatt ausgeteilt wurde, sollten die TN darauf hingewiesen werden, dass sie natürlich all die genannten Worte kennen und daher die Bedürfnisliste nur der Aktivierung des (passiv) Bekannten dient.

Um die Bedürfnisliste tiefer zu verarbeiten, erhalten die TN hierzu drei Teilaufgaben (▶ **Folie 56**): Zunächst soll die Bedürfnisliste in Ruhe durchgelesen werden. Anschließend soll jeder für sich überlegen, bei welchem Bedürfnis es sich bei ihm persönlich um ein zentrales handelt. Schließlich sollen die TN darüber reflektieren, welche Bedürfnisse heute in ihrem Tagesablauf schon aktiv waren. Bezüglich der Frage nach den persönlich zentralen Bedürfnissen sollte den TN erklärt werden, dass jeder Mensch zwar sämtliche Grundbedürfnisse hat, wir uns allerdings dahingehend unterscheiden, welche Bedürfnisse besonders zentral sind, d. h. häufig im Leben aktiv sind und das individuelle Verhalten vergleichsweise oft und prägend bestimmen. Dies sind typischerweise Bedürfnisse, die in Konfliktsituationen besonders zum Tragen kommen. Das Bedürfnis nach Autonomie z. B. kann sich bei einer Person zeigen, die merkt, dass Grenzen und Grenzüberschreitung immer wieder in ihrem Leben eine starke Rolle spielen. Das Bedürfnis nach Annahme kann für einen Menschen im Vordergrund stehen, wenn er z. B. häufig denkt, um Akzeptanz ringen zu müssen. Da dies mitunter sehr persönliche Punkte sind, sollte die Reflexion individuell geschehen.

Anschließend wird im Plenum die Übung ausgewertet, wobei allerdings nur diejenigen etwas nennen sollten als für sie typische Bedürfnisse, die dazu gern bereit sind.

Hieran schließt sich eine weitere Übung an, bei der die TN die Aufgabe haben, mit dem Nachbarn das neue Vokabular der Bedürfnisse anhand von folgenden Beispielaussagen zu üben (▶ **Folie 57**).

1. Du bist unzuverlässig.
2. Es nervt mich, dass in diesen Meetings immer endlos diskutiert wird.

Worte finden II

Arbeitsblatt: *Bedürfnisliste*

- Lesen Sie in Ruhe die Bedürfnisliste durch.
- Welches Bedürfnis ist für Sie persönlich im Alltag ein zentrales?
- Welche Bedürfnisse waren heute im Verlauf des Tages schon aktiv?

Folie 56

Bedürfnisliste			
Autonomie	**Körperliche Bedürfnisse**	**Kontakt**	**Feiern**
Privatsphäre	Überleben	Gemeinschaft	Feiern
Selbstbestimmung	Luft	Rücksichtnahme	Trauern
Freiheit	Nahrung	Respekt	Leichtigkeit
Wahl	Wasser	Präsenz	Lebendigkeit
Freiwilligkeit	Licht	Unterstützung	Erleben
	Bewegung	Zugehörigkeit	Spiel
Seelische Nahrung	Kraft	Verständigung	Spaß
Geborgenheit	Schutz vor Schaden	Menschlichkeit	Vergnügen
Wärme	Raum	Zusammenarbeit	Freude
Berührung	Unterkunft	Gerechtigkeit	Humor
Bindung	Kühle	Austausch	Rituale
Nähe	Wärme	Einbezogen-Sein	
Intimität	Rhythmus	Offenheit	**Geistige Bedürfnisse**
Empathie	Spannung	Würdigung	Inspiration
Fürsorge	Erregung	Kameradschaft	Anregung
Trost	Entspannung	Freundschaft	Abwechslung
Anteilnahme	Ruhe	Gemeinsamkeit	Entdecken
Mitgefühl	Erholung	gemeinsame Werte	Wissen
Ermutigung	sinnliche Reize	gemeinsame Geschichte	Verstehen
Elternschaft	Sexualität		Herausforderung
Wertschätzung	Schlaf	**Sicherheit**	Wachstum
Liebe	Wohlbefinden	emotionale Sicherheit	Entwicklung
Freundlichkeit		Verlässlichkeit	Lernen
Beruhigung	**Spiritualität und Sinn**	Diskretion	Ordnung
Aufmerksamkeit	Weltorientierung	Behutsamkeit	Struktur
Bestätigung	Beitragen zum Leben	Verbindlichkeit	Klarheit
Verständnis	Bedeutung	Beständigkeit	Bewusstheit
Wahrnehmen	wichtig sein	Kontinuität	Selbstkenntnis
Annahme	Sinn	Treue	Wirksamkeit
Bewunderung	seinen Platz finden	Loyalität	Effektivität
Vertrauen	Verantwortung	Ehrlichkeit	Kreativität
	Arbeit		
Identität	sinnvolle Tätigkeit	**Harmonie**	
Authentizität	Verbundenheit	Balance	
Kompetenz	Stille	Frieden	
Integrität	Transzendenz	Schönheit	
Selbstbehauptung		Ganzheit	
Selbstausdruck		Stimmigkeit	
Einzigartigkeit		Gleichwertigkeit	
Selbstvertrauen		Gegenseitigkeit	

Arbeitsblatt 3: Bedürfnisliste

Bedürfnisse erkennen

Partnerübung

Welches Bedürfnis steckt dahinter?

1. Du bist unzuverlässig.
2. Es nervt mich, dass in diesen Meetings immer endlos diskutiert wird.
3. Meine Schwester ist kaltherzig.
4. Mit dir zu reden ist schrecklich, du bist so emotional wie eine Wand.
5. Frau Meier lügt mich an, ich weiß es genau.
6. Martin ist der egoistischste Mensch, den ich kenne.

Folie 57

3. Meine Schwester ist kaltherzig.
4. Mit dir zu reden ist schrecklich, du bist so emotional wie eine Wand.
5. Frau Meier lügt mich an, ich weiß es genau.
6. Martin ist der egoistischste Mensch, den ich kenne.

Hierbei wird wiederum die Frage gestellt, welches Bedürfnis hinter den Aussagen stehen könnte. Die TN arbeiten mit dem Sitznachbarn die Beispielsätze durch und besprechen anschließend im Plenum ihre Lösungsvorschläge. Im Unterschied zu E-11 (»Bedürfnisse erkennen«) sollen die TN dabei die Bedürfnisliste zu Hilfe nehmen. Folgende Bedürfnisse werden beispielhaft vorgeschlagen:

zu 1.	Zuverlässigkeit, Rücksicht
zu 2.	Effektivität
zu 3.	Empathie
zu 4.	Nähe, Klarheit, Empathie
zu 5.	Klarheit, Sicherheit, Vertrauen
zu 6.	Rücksicht, gesehen werden

Für die Partnerübung werden ca. 10 Minuten geplant, plus Besprechung und evtl. Diskussion im Plenum.

Hinweise und eigene Erfahrungen

Zu Beginn der Übung ist es sinnvoll, einen Bezug zu anderen Übungen herzustellen, falls dies möglich ist. So könnte darauf verwiesen werden, an welchen Stellen im Training Probleme mit der Benennung von Bedürfnissen deutlich wurden.

Die Bedürfnisliste sollte als Hilfe eingeführt werden, die es ermöglicht, einen möglichst großen Suchraum einzunehmen, wenn es darum geht, Bedürfnisse zu identifizieren. Es ist wichtig, dass die TN die Bedürfnisliste als Erleichterung und nicht als zusätzliche Erschwernis bei ihrer Arbeit begreifen. Die LE können dabei aus der eigenen positiven Erfahrung mit der Bedürfnisliste berichten.

Bei der Identifikation der wichtigsten grundlegenden Bedürfnisse, die persönlich zentral sind (erste Teilaufgabe), hat es sich bei Arbeit der Autoren als sinnvoll erwiesen, wenn die LE zunächst beschreiben, welches die eigenen zentralen Bedürfnisse sind und worin sich diese in ihrem alltäglichen Leben (und bei typischen Konfliktsituationen) zeigen. Hierdurch ist es den TN einerseits möglich, die Aufgabenstellung besser zu verstehen; andererseits motiviert oftmals die persönliche Darstellung der LE auch die TN, im Plenum von ihren charakteristischen Bedürfnissen zu berichten.

E-14 Bedürfnisse und Gefühle

Art der Einheit

Vortrag

Kurzbeschreibung

Den TN wird die Funktion von Gefühlen als Bedürfnisindikatoren vorgetragen und dieser Gedanke anhand von Beispielen verdeutlicht.

Ziele

- Verständnis für den Zusammenhang zwischen Bedürfnissen und Gefühlen
- Erkennen, dass Gefühle Indikatoren für grundlegende Bedürfnisse sind und angeben, inwieweit diese erfüllt sind

Material und Vorbereitung

Folien 58, 59

Dauer

ca. 10 Minuten

Voraussetzungen und Einbettung im Training

- In dieser Einheit werden die in E-10 (»Das Konzept der Bedürfnisse«) erworbenen Kenntnisse benötigt.
- Bei dieser Übung handelt es sich um eine unverzichtbare Übung für den weiteren Trainingsverlauf, da hier das Konzept der Gefühle eingeführt wird, bei dem es sich um eine der vier Hauptkomponenten der GFK handelt.
- Die Einheit eignet sich als Einstieg in die Übung E-15 (»Die Welt der Gefühle«).

Anleitung zur Durchführung

In der folgenden Einheit soll die Frage beantwortet werden, woran sich Bedürfnisse erkennen lassen: Wir spüren unsere Bedürfnisse hauptsächlich durch unsere Gefühle. An »negativen« Gefühlen wie z. B. Ärger, Sorge und Angst spüren wir unerfüllte Bedürfnisse wie z. B. Autonomie,

Klarheit und Sicherheit. An »positiven« Gefühlen merken wir, dass Bedürfnisse erfüllt sind. Unsere Gefühle können damit als Indikatoren für die Lage der Bedürfnisse angesehen werden. Hierzu einige Beispiele (▶ Folie 58):

- Wenn mein Chef zu mir sagt: »Gute Arbeit, das war wirklich ausgezeichnet!«

Bedürfnisse bestimmen Gefühle

- Mein Chef sagt zu mir: „Gute Arbeit, das war wirklich ausgezeichnet!"
  Wertschätzung erfüllt – glücklich
- Ein Freund kommt zu einer Verabredung 20 Minuten zu spät.
  Verlässlichkeit nicht erfüllt – frustriert
- Meine Schwester sagt mit ihre Hilfe beim Umzug zu, sagt dann ab, sagt wieder zu, sagt wieder ab...
  Klarheit nicht erfüllt – unsicher, genervt
- Ich sitze abends auf dem Sofa und höre mein Lieblingsmusikstück.
  Erholung & Schönheit erfüllt – entspannt, ausgeglichen

Folie 58

ist vermutlich mein Bedürfnis nach Wertschätzung erfüllt und ich bin glücklich.

- Wenn ein Freund zu einer Verabredung 20 Minuten zu spät kommt, sind vermutlich die Bedürfnisse Verlässlichkeit und Wertschätzung nicht erfüllt; ich fühle mich frustriert.
- Meine Schwester sagt mir ihre Hilfe beim Umzug zu, sagt dann ab, sagt wieder zu, sagt wieder ab. Mein Bedürfnis nach Klarheit ist nicht erfüllt und ich fühle mich entsprechend unsicher und genervt.
- Ich sitze abends auf dem Sofa und höre mein Lieblingsmusikstück. Das erfüllt mein Bedürfnis nach Erholung und Schönheit. Ich fühle mich entspannt und ausgeglichen.

Daher wird in der GFK direkt die Kombination aus Gefühl und Bedürfnis in den Schritten 2 und 3 ausgedrückt (▶ Folie 59):

- Ich bin ärgerlich, weil ich Klarheit über unsere Abmachungen brauche.
- Ich fühle mich unruhig, weil ich Effektivität in unseren Sitzungen brauche.
- Ich fühle mich traurig, weil ich Gemeinschaft mit Freunden brauche.

Bedürfnisse sind also die erste Komponente, die eine tiefe persönliche Kommunikation ermöglicht, wenn wir sie erkennen und im Gespräch ansprechen können. Ebenso die zweite Komponente, die Gefühle. Diese beiden zusammen umfassen einen großen Teil dessen, womit wir bei anderen gesehen werden wollen und auch andere von uns gesehen werden wollen. Wenn wir also Gefühle und Bedürfnisse ansprechen und auf diesen Ebenen Klarheit herstellen können, ist ein großer Teil von Verständnis und Empathie bereits erreicht. Damit sind wir auch beim Kern des Trainings: Das Eigentliche, das Wesentliche rasch erkennen und direkt ansprechen können, um schnell und persönlich Verständnis zu bekommen und zu vermitteln. In diesem Training werden die Ebenen der Gefühle und Bedürfnisse dazu vorgeschlagen.

Hinweise und eigene Erfahrungen

Aus Erfahrungen der Autoren werden die Inhalte dieser Einheit von den TN recht schnell verstanden, sodass in der Regel kaum zusätzliche Erklärungen und Beispiele nötig sind.

93

Wieso wir fühlen, was wir fühlen

- Die Lage der Bedürfnisse (erfüllt/unerfüllt) spiegelt sich in unseren Gefühlen wider.
- Wir spüren unsere Bedürfnisse durch unsere Gefühle. Unsere Gefühle sind Hinweise auf unsere Bedürfnislage.

Ich bin unsicher, weil ich Klarheit brauche.
Ich habe Angst, weil ich Sicherheit brauche.
Ich bin hungrig, weil ich Nahrung brauche.

Folie 59

E-15 Die Welt der Gefühle

Art der Einheit

Gruppenübung

Kurzbeschreibung

In dieser Einheit werden zwei Übungen durchgeführt, in denen Gefühle differenziert benannt werden: Zunächst werden Gefühlsbezeichnungen gesammelt, die aktiv im Gebrauch der TN sind. Anschließend werden Melodien vorgespielt, zu denen mithilfe einer Gefühlsliste treffende Beschreibungen für die davon ausgelösten Gefühlen gesucht werden.

Ziele

- Verbesserung der Differenzierungsfähigkeit zwischen unterschiedlichen Gefühlen
- Erweiterung des aktiven Vokabulars zur Benennung von Gefühlen

Material und Vorbereitung

- Folien 60, 61
- 8 Sound-Dateien (MP3-Tracks)
- Lautsprecher
- Flipchart, Flipchartblätter und -stifte
- Arbeitsblatt 4: Gefühlsliste
- Stift und Papier (pro TN)

Dauer

ca. 20 Minuten

Voraussetzungen und Einbettung im Training

Es bestehen keine notwendigen Voraussetzungen zur Durchführung der Übungen in dieser Einheit.

Anleitung zur Durchführung

Um das aktive Gefühlsvokabular zu erweitern und den Gebrauch von Gefühlsworten zu aktualisieren, wird an dieser Stelle eine kurze Übungssequenz eingeschoben. Die TN werden aufgefordert, spontan alle Gefühlsworte zu nennen, die ihnen einfallen. Diese werden dann von den LE ohne bestimmte Ordnung an den Flipchart geschrieben. Typischerweise sind zwei Ergebnisse zu bemerken: 1. Der Strom der Nennungen versiegt nach ca. 90 Sekunden. 2. Bei den genannten Worten handelt es sind hauptsächlich um negative Gefühle (Wut, Hass, Trauer, Angst), positive Gefühle (z. B. Freude, Glück) kommen nur vereinzelt und undifferenziert vor. Nachdem die Worte an den Flipchart geschrieben wurden, sollten durch gezielte Nachfragen die beiden oben genannten Ergebnisse herausgearbeitet werden. Dabei können die LE darauf verweisen, dass dieses Ergebnis nicht speziell in dieser Gruppe anzutreffen ist, sondern auch in anderen Trainings regelmäßig zu beobachten ist.

An diese Übung anschließend werden die TN gefragt, wieso die beiden genannten Ergebnisse (geringe Nennung von Gefühlen, Überwiegen negativer Gefühlsnennungen) wohl typischerweise auftreten. Hierbei sollte als möglicher Grund herausgearbeitet werden, dass wir – recht ähnlich wie bei den Bedürfnissen – im Alltag eher selten und dann sehr undifferenziert über Gefühle sprechen. Dabei ist in der Regel zu beobachten, dass wir uns auf negative Gefühle beschränken und diese sehr viel häufiger und differenzierter thematisieren als positive.

Um dieses Standard-Vokabular auszuweiten, wird den TN das Arbeitsblatt 4 (»Gefühlsliste«) ausgehändigt, auf dem häufig verwendete Gefühlsworte unterteilt in positive und negative Gefühle aufgelistet sind. Es wird den TN erklärt, dass diesem eine ähnliche Funktion zukommt, wie der Bedürfnisliste. Auch hierbei besteht das Ziel darin, Gefühle in der empathischen Kommunikation genauer beschreiben zu können, um damit das treffsicherer beschreiben zu können, worum es im Gespräch eigentlich geht (▶ Folie 60).

Um die Verwendung der Gefühlsliste zu üben bzw. die Auseinandersetzung damit anzuregen, dient diese abschließende Übungssequenz. Es werden acht Ausschnitte aus bekannten Filmmelodien (je ca. eine Minute) vorgespielt (Links ▶ Anhang). Die TN haben die Aufgabe, sich emotional auf die Musik einzulassen und die Gefühle, die dabei in ihnen ausgelöst werden, zu notieren. Dabei sind alle Gefühle richtig, solange sie tatsächlich gespürt wurden. Hierbei soll die Gefühlsliste verwendet werden, indem TN diese während der Musikdarbietung durchlesen und entscheiden, welches der dort benannten Gefühle ihren aktuellen Gefühlszustand am besten beschreibt. Nachdem alle acht Melodien präsentiert wurden, hat im Plenum anschließend jeder die Möglichkeit, von seinen Gefühlen zu berichten. Dabei kann auch besprochen werden, welches Gefühl durch die Musik vermutlich ausgelöst werden sollte und natürlich zu welchem Film die Musik gehört. Natürlich können unterschiedliche Gefühle ausgelöst werden: Die Melodie von Titanic kann in mir also ebenso Traurigkeit und Verzweiflung durch die Assoziation mit der Geschichte auslösen, wie auch Genervtheit und Ärger durch die zu häufige Konfrontation damit. Die Melodien sind aus folgenden Filmen und werden typischerweise mit diesen Emotionen assoziiert (▶ Folie 61):

Wie kann man sich fühlen?

Arbeitsblatt: *Gefühlsliste*

in der empathischen Kommunikation:
- Gefühle genauer benennen als nur mit
  - „es geht mir gut"
  - „es geht mir nicht gut"
- das EIGENTLICHE aussprechen

Folie 60

Moods & Movies

1. Amelie
2. Rambo
3. Star Wars
4. Der Pate

5. Fluch der Karibik
6. Titanic
7. Rocky
8. Resident Evil

Folie 61

---

1. »Die wunderbare Welt der Amelie« – sanft, bewegt, hingegeben, verträumt, schwungvoll, verzaubert, inspiriert
2. »Rambo I« – zart, ruhig, entspannt, bewegt, ehrfürchtig, zuversichtlich
3. »Star Wars I« – verzaubert, lebendig, kraftvoll, souverän, stark, motiviert
4. »Der Pate I« – verzweifelt, allein, bewegt, schwer, besorgt
5. »Fluch der Karibik I« – motiviert, lebendig, stark, tatkräftig, sicher, wach, begeistert
6. »Titanic« – traurig, betroffen, sehnsüchtig, berührt, gefesselt

7. »Rocky III« – kraftvoll, souverän, stark, motiviert, wach, entfesselt, begeistert
8. »Resident Evil IV« – unruhig, angstvoll, gefesselt, bedrückt, ohnmächtig, unter Druck

Hinweise und eigene Erfahrungen

Nach unseren Erfahrungen ist es für die TN spannender, wenn die Folie mit den Filmtiteln erst gezeigt wird, nachdem die Gefühle im Plenum genannt wurden. Dies ermöglicht ein unvoreingenommeneres Zuhören der präsentierten Melodien.

Gefühlsliste

positive Gefühle

belebt
- angeregt
- aufgekratzt
- begeistert
- beschwingt
- froh
- hingerissen
- lebendig
- schwungvoll
- vergnügt
- verzaubert

kraftvoll
- klar
- motiviert
- mutig
- nüchtern
- selbstsicher
- souverän
- stark
- tatkräftig
- zuversichtlich

offen
- aufgeschlossen
- ehrfürchtig
- empfindsam
- hingegeben
- hoffnungsvoll
- staunend
- wach
- zart
- zutraulich

entspannt
- ausgeruht
- beschaulich
- gelassen
- gelöst
- ruhig
- sicher

herzlich
- berührt
- bewegt
- erfüllt
- sanft
- vertrauensvoll
- warmherzig
- zärtlich
- neugierig

dankbar
- wohlig
- zufrieden
- glücklich
- warm

interessiert
- aufmerksam
- inspiriert
- fasziniert
- gespannt
- gefesselt
- hellwach
- kreativ

negative Gefühle

ängstlich
- erschrocken
- erschüttert
- ohnmächtig
- zaghaft

einsam
- allein
- gehemmt
- verloren
- verzweifelt

angespannt
- geladen
- gestresst
- unter Druck
- verspannt

verwirrt
- durcheinander
- unentschlossen
- zerrissen
- zwiespältig

erschüttert
- bestürzt
- betroffen
- ernüchtert
- fassungslos
- gelähmt
- hilflos

müde
- ausgelaugt
- erschöpft
- kaputt
- schwach
- schwer
- teilnahmslos
- verdrossen

unsicher
- hin und hergerissen
- scheu
- schüchtern
- verlegen
- verletzlich

traurig
- bedrückt
- betrübt
- deprimiert
- gequält
- unglücklich
- unruhig
- besorgt
- durcheinander
- kribbelig
- sehnsüchtig
- ungeduldig
- unzufrieden

abgeneigt
- unbehaglich
- widerwillig
- widerstrebend

ärgerlich
- empört
- irritiert
- wütend

Arbeitsblatt 4: Gefühlsliste

Es bietet sich an, die beiden Übungen im Anschluss einander gegenüberzustellen. Einerseits die eher »magere Ausbeute« der Gefühlssammlung in der ersten Übung und andererseits die wahrscheinlich viel reichhaltigeren Beschreibungen der Gefühle in der zweiten Übung.

Als informative Querverweise bietet sich hier auch der Bezug zum empathischen Kurzschluss an: Erst in der Reflexion und Akzeptanz der tatsächlichen Gefühle des Gegenübers und meiner eigenen emotionalen Reaktion kann ich den empathischen Kurzschluss vermeiden und so authentisch und empathisch reagieren, wie es der Situation und meinem Wunsch entspricht. Eben-

so bietet sich ein Exkurs in die Psychohygiene an. Hierbei kann darauf verwiesen werden, dass es im Arbeitsalltag häufig zu angespannten Situationen kommt, in denen man sich selbst sagt: »Ich bin ganz ruhig, ich bin entspannt und locker« oder Ähnliches. Dieses Einreden erzeugt notwendig eine Diskrepanz zwischen dem tatsächlich Erlebten und dem künstlich Eingeredeten. Dies kann auf längere Sicht zur Konsequenz haben, dass eine emotionale Selbstentfremdung stattfindet. Das bewusste Wahrnehmen der eigenen Gefühle wird geschwächt und die emotionale Selbstregulation damit erschwert. Dies wiederum erhöht die Wahrscheinlichkeit, empathisch kurzschlüssig zu reagieren.

E-16 Gefühle vs. Gedanken

Art der Einheit

Vortrag

Kurzbeschreibung

In einem Vortrag wird den TN die Differenzierung zwischen Gefühlen und Gedanken dargestellt.

Ziele

- Verständnis für die Unterscheidung zwischen Gefühlen und Gedanken
- Fähigkeit, diese Differenzierung vorzunehmen
- Verständnis für das Konzept der Gefühle als notwendiger Bestandteil der Gewaltfreien Kommunikation

Material und Vorbereitung

Folien 62–64

Dauer

ca. 10 Minuten

Voraussetzungen und Einbettung im Training

- Notwendige Voraussetzung ist die Auseinandersetzung mit dem Konzept der Gefühle (z. B. in E-14 Bedürfnisse und Gefühle).

- Es handelt sich um eine Basiseinheit, die für das Verständnis der Gewaltfreien Kommunikation notwendig ist.

Anleitung zur Durchführung

Das Konzept der Gefühle ist neben den Bedürfnissen ein zentrales Element in der GFK, als einer der vier Kernschritte (▶ Folie 62). Ähnlich wie Bedürfnisse von Strategien zu unterscheiden sind, haben auch Gefühle ein Gegenstück, das oberflächlich ähnlich aussieht, aber von ihnen zu unterscheiden ist, nämlich die Gedanken. Gefühle beschreiben in der GFK schlichtweg all das, was man in sich selbst spüren kann. Ärger und Angst sind spürbar und damit Gefühle. Allerdings scheint nicht alles, was als »Gefühl« bezeichnet wird, auch ein Gefühl zu sein. Beispielsweise sind die Aussagen »Ich fühle mich nicht verstanden« oder »Ich habe das Gefühl, du betrügst mich« im Unterschied zu tatsächlichen Gefühlen wie Ärger nicht direkt spürbar, sondern spiegeln eigentlich Gedanken wider (▶ Folie 63): »Ich denke, du hast mich nicht verstanden« und »Ich habe den Gedanken, du betrügst mich«. Dass ein anderer Mensch mich nicht versteht, kann ich nicht spüren, da es nicht in mir, sondern in

seinem Kopf stattfindet. Was ich dabei spüren kann, wenn ich diesen Gedanken habe, sind Unsicherheit oder Hilflosigkeit. Ebenso der Gedanke, betrogen zu werden. Dieser bezieht sich auf Verhaltensweisen einer anderen Person, die ich wahrnehmen kann und die dann in mir etwas auslösen können, die ich aber nicht als solche spüren kann. Der Gedanke oder das Wissen, betrogen zu werden, kann z. B. die Gefühle Wut, Unsicherheit, Fassungslosigkeit oder Einsamkeit auslösen, die ich wiederum in mir spüren kann.

Häufig kommunizieren wir im Alltag unsere Gefühle nicht direkt, sondern formulieren Gedanken, als wären sie Gefühle und wollen darüber indirekt unsere Gefühle ausdrücken, wie in den vorangegangenen Beispielen angerissen. Wenn ich also sage, dass ich mich betrogen fühle, ist das eigentlich der Gedanke, den ich ausdrücke, als wäre er ein Gefühl. Warum sage ich nicht, dass ich das vermute und ergänze, wie ich mich dabei fühle? Möglicherweise ist es der Gedanke, dass ich mir Blöße gebe, mich verletzlich mache, wenn ich tatsächlich über meine Gefüh-

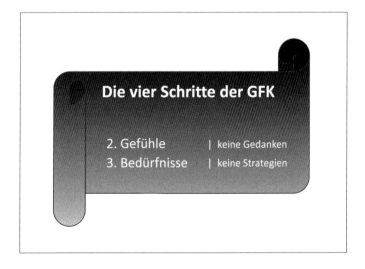

Die vier Schritte der GFK

2. Gefühle | keine Gedanken
3. Bedürfnisse | keine Strategien

Folie 62

Ich denke, also fühle ich?

- Ich habe das Gefühl, du betrügst mich.
- Ich fühle mich missverstanden.
- Ich fühle mich traurig.

Folie 63

---

le spreche. Sicherer ist es da, wenn ich nur die Gedanken thematisiere. Um diesen allerdings Gewicht zu geben und sie gleichzeitig vor Angriffen zu schützen, werden Gedanken als Gefühle formuliert. So sage ich, dass ich mich betrogen fühle, und mache damit deutlich, dass das einerseits nicht diskutierbar ist, weil es eben meine Gefühle sind und die sind eben wie sie sind, und dass es andererseits Gewicht hat, eben weil ich mich so fühle und meine Gefühle ja eine große Wichtigkeit haben. Ich zeige dabei keine wirkliche Verletzlichkeit und sage ergo nicht, dass ich unsicher, traurig und verletzt bin. Allerdings bringt erst das Zeigen echter Verletzlichkeit auch die Chance zur echten Konfliktlösung und zum echten Kontakt. Solange die Kommunikation auf der Ebene der Gedanken stattfindet und diese nur ausgedrückt werden, um nicht verletzlich zu sein, verstärkt dieses Verhalten eher die Eskalation oder zumindest Starre der Situation.

Um die Unterscheidung zwischen Gedanken und Gefühlen zu vertiefen, werden abschließend einige Beispiele vorgegeben und gefragt, welche dieser Sätze Gefühle widerspiegeln bzw. welche eher Gedanken ausdrücken (▶Folie 64). In Klammern dahinter ist der Lösungsvorschlag angegeben:

1. Ich fühle mich bei der Menge an Arbeit gestresst. (gestresst = Gefühl)
2. Ich habe das Gefühl, du benutzt mich. (Vorwurf: Du benutzt mich = Interpretation der Situation = Gedanke)
3. Ich spüre doch, dass du was hast. (Einbildung des Wissens über die Lage des anderen: Interpretation der Situation = Gedanke)
4. Ich spüre eine große Erleichterung. (erleichtert = Gefühl)
5. Ich bin so froh, dass du mir hilfst. (froh = Gefühl)
6. Ich fühle mich im Stich gelassen. (Vorwurf: Ihr lasst mich im Stich = Interpretation der Handlungen der anderen = Gedanke)
7. Hier im Büro fühle ich mich völlig unwichtig. (Bewertung: Euch bin ich nicht wichtig = Interpretation = Gedanke)
8. Ich bin neugierig auf die neue Kollegin. (neugierig = Gefühl)

Hinweise und eigene Erfahrungen

Den Erfahrungen der Autoren zufolge verstehen die TN recht schnell die Abgrenzung zwischen Gefühlen und Gedanken.

Gefühle oder Gedanken?

Spiegeln diese Sätze echte Gefühle wider?

1. Ich fühle mich bei der Menge an Arbeit gestresst.
2. Ich habe das Gefühl, du benutzt mich.
3. Ich spüre doch, dass du was hast.
4. Ich spüre eine große Erleichterung.
5. Ich bin so froh, dass du mir hilfst.
6. Ich fühle mich im Stich gelassen.
7. Hier im Büro fühle ich mich völlig unwichtig.
8. Ich bin neugierig auf die neue Kollegin.

Folie 64

Um gegebenenfalls die Einheit etwas interaktiver zu gestalten, bietet es sich an, einige Aussagen durch Diskussionsbeiträge in der Gruppe erarbeiten zu lassen.

E-17 Gefühle erkennen

Art der Einheit

Gruppenübung

Kurzbeschreibung

In dieser Übung sollen die TN Gefühle identifizieren und benennen, die sie hinter Aussagen vermuten, die ihnen dargeboten werden.

Ziele

- Vertiefung der Kenntnisse über die Differenzierung von Gefühlen und Gedanken
- Einübung eines differenzierten Vokabulars zur Benennung von Gefühlen
- Verbesserung der Fähigkeit, Gefühle zu identifizieren

Material und Vorbereitung

- Folie 65
- Papier und Stift (pro TN)

Dauer

ca. 10 Minuten

Voraussetzungen und Einbettung im Training

- Diese Einheit vertieft die Inhalte von E-16 (»Gefühle vs. Gedanken«), die damit eine notwenige Voraussetzung darstellt.
- Da in E-15 (»Die Welt der Gefühle«) die Arbeit mit der Gefühlsliste eingeführt wurde, ist es sinnvoll, wenn die TN zuvor diese Übung durchgeführt haben (oder zumindest an anderer Stelle die Gefühlsliste kennengelernt haben).

Anleitung zur Durchführung

Die TN haben in dieser Übung die Aufgabe, in Partnerarbeit Gefühle zu identifizieren und korrekt zu benennen, die implizit durch folgende Sätze ausgedrückt werden (►Folie 65):

1. Ich habe das Gefühl, dass hier etwas schief läuft.
2. Ich habe das Gefühl, der Kollege kommt sich als etwas Besseres vor.
3. Du setzt mich unter Druck.
4. Ich fühle mich wie ein aufgeblasener Ballon.
5. Du bist arrogant.
6. Ich fühle mich ausgenutzt.
7. Ich fühle mich schlecht behandelt.
8. Du schüchterst mich ein.
9. Ich fühle mich ungeeignet für den Job.
10. Du beachtest mich nicht.

Die Lösungen sollen von den TN notiert werden, wozu sie ca. 7 Minuten Zeit haben. Anschließend werden die Ergebnisse im Plenum besprochen, indem die TN diese vorstellen und eventuell begründen. Dabei ist zu beachten, dass es keine richtige Lösung im klassischen Sinn gibt, da durch die Sätze Situationen nur angedeutet werden und die Gefühle von der Interpretation der Situation abhängen. Daher sind die folgenden Lösungsvorschläge für die oben genannten Sätze nur Orientierungen:

zu 1. unsicher, unbehaglich, unruhig
zu 2. unsicher, empört, gehemmt
zu 3. unter Druck, angespannt, gelähmt

Gefühl komm raus!

Partnerübung – Welche Gefühle sind gemeint?

1. Ich habe das Gefühl, dass hier etwas schief läuft.
2. Ich habe das Gefühl, der Kollege kommt sich als was Besseres vor.
3. Du setzt mich unter Druck.
4. Ich fühle mich wie ein aufgeblasener Ballon.
5. Du bist arrogant.
6. Ich fühle mich ausgenutzt.
7. Ich fühle mich schlecht behandelt.
8. Du schüchterst mich ein.
9. Ich fühle mich ungeeignet für den Job.
10. Du beachtest mich nicht.

Folie 65

zu 4. unter Druck, gestresst, wütend

zu 5. unsicher, irritiert, abgeneigt

zu 6. verletzt, fassungslos, wütend

zu 7. unzufrieden, widerwillig, angespannt

zu 8. unsicher, gehemmt, scheu

zu 9. unsicher, verdrossen, ohnmächtig

zu 10. traurig, verletzt, sehnsüchtig

Hinweise und eigene Erfahrungen

Es ist wichtig, die TN darauf hinzuweisen, dass es natürlich keine eindeutig »richtigen« Gefühlsbenennungen geben kann, da die Situation, in denen die Aussagen getätigt wurden, nicht bekannt sind. Dies kann demonstriert werden, wenn TN sehr unterschiedliche Gefühle bei einer Aussage benennen. In diesem Fall sollte der LE nachfragen, wie sie sich die Situation vorgestellt haben, in denen die Aussagen getroffen wurden. Dabei zeigt sich oftmals, dass die Situationen völlig unterschiedlich interpretiert wurden und vor diesem Hintergrund die differierenden Gefühlsbenennungen verständlich sind. Wichtig ist in dieser Übung der Punkt, dass Gefühle differenziert benannt werden, um die Loslösung vom pauschalen »mir geht es gut/mir geht es nicht gut« zu erreichen. Eine differenzierte Identifikation von Emotionen ist zudem die Grundlage für das adäquate Ansprechen von Bedürfnissen.

E-18 Beobachtung

Art der Einheit

Vortrag

Kurzbeschreibung

In einem kurzen Vortrag wird das Element der Beobachtung als ein weiteres Basismerkmal der Gewaltfreien Kommunikation vorgestellt und vom Konzept der Bewertung abgegrenzt.

Ziele

* Kenntnis vom Konzept der Beobachtung und dessen Integration in die Gewaltfreie Kommunikation
* Verstehen, dass Konflikte oftmals durch die Vermischung von Beobachtungs- und Bewertungsebene entstehen bzw. sich verstärken
* Verständnis der Unterschiedlichkeit der Konzepte »Beobachtung« und »Bewertung« und Fähigkeit, diese in der Kommunikation zu treffen

Material und Vorbereitung

Folien 66–71

Dauer

ca. 30 Minuten

Voraussetzungen und Einbettung im Training

- Es existieren keine direkten Voraussetzungen für diese Einheit, allerdings sollten Kenntnisse über die Elemente Gefühle und Bedürfnisse der GFK vorhanden sein.
- Da in dieser Einheit das zentrale Konzept der Beobachtung eingeführt wird, handelt es sich um einen unverzichtbaren Trainingsbaustein, sofern die GFK im Training dargestellt werden soll.

Anleitung zur Durchführung

In dieser didaktischen Einheit wird das Element der Beobachtung als Bestandteil des gewaltfreien Kommunikationsprozesses eingeführt und von der Bewertung abgegrenzt: *Wir haben bislang Gefühle und Bedürfnisse als Elemente der Gewaltfreien Kommunikation kennengelernt. Die Beobachtung ist der erste Schritt in der GFK (▶Folie 66). Im Versuch, ohne Gewalt und Grenzüberschreitung zu kommunizieren, ist das erste Element die Wiedergabe bzw. Beschreibung der Situation ohne Bewertungen, ohne Interpretationen und ohne Analysen. Die Welt um uns herum besteht per se nur aus Tatsachen für uns. Beispielsweise sind gerade 34° Celsius und die Sonne strahlt nahezu senkrecht auf die Erdoberfläche. Diese Beobachtungen interpretieren und bewerten wir als Menschen je nach unserer individuellen Situation. Es ist entweder wunderbares Sommerwetter für einen Tag am See oder unerträgliche, brütende Hitze, die einen nicht arbeiten lässt. Auf diese Interpretation reagieren wir dann, entweder mit Freude oder mit Frustration. Dieser Prozess ist essenziell für Adaptation und Assimilation an unserer Umwelt. Eine Bewertung der Situation in Bezug auf unsere Bedürfnisse ist auch in der GFK grundlegend.*

Im ersten Schritt schlägt die GFK lediglich vor, die Beobachtung von der Bewertung in der Kommunikation zu trennen. Dadurch kann ein Gespräch einfacher fruchtbar werden, da deutlich wird, dass

man sich über individuelle Bewertungen uneins ist, aber die Situation teilt. Gegenseitiges Verständnis wird erschwert, wenn ich sage, dass das Wetter schlecht ist, während mein Gegenüber es toll findet. Verständnis wird erleichtert, wenn ich sage, dass gerade 34°C sind und dass dies für mich eine unangenehme Situation ist, weil ich einen kühlen Kopf zum Arbeiten brauche. Das Gegenüber hat dann nicht mehr die Schwierigkeit, das für ihn gute Wetter verteidigen zu müssen (indem er z. B. sagt, dass es selten besseres Wetter gab), sondern kann einerseits zustimmen (dass gerade 34°C sind) und kann andererseits seine Sicht erklären (dass er es angenehm findet, weil er einen freien Tag am See geplant hat). Dieses Beispiel ist sicherlich trivial. Wirklich bedeutsam wird diese Trennung von Beobachtung und Bewertung z. B. dann, wenn ein Lehrer zum Betreuer einer Erziehungseinrichtung sagt, dass er ungeeignet für den Job sei und es besser für alle Kinder sei, wenn er nicht da wäre. Diese Vermischung von Beobachtung und Bewertung führt fast zwangsweise zu einer Eskalation. Ein vielleicht weniger schwerwiegendes Beispiel (▶Folie 67): Wenn ich etwas erzähle und mein Gegenüber lächeln sehe (Beobachtung) und dies als Zufriedenheit interpretiere, werde ich mich sicherlich freuen. Wenn ich das Lächeln hingegen als Schadenfreude interpretiere, werde ich mich über dasselbe Lächeln eher ärgern.

Um dies zu vermeiden, gibt es in der GFK die vier Schritte zum gewaltfreien Ausdruck. In der konkreten Situation (Beobachtung)

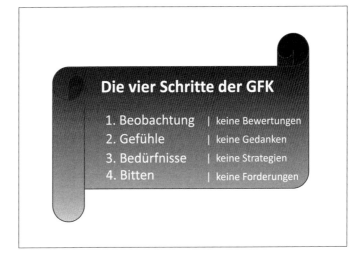

Folie 66

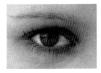

Folie 67

fühlen wir (Gefühle) was wir brauchen (Bedürfnisse) und wollen (Bitte). Oder anders formuliert (▶Folie 68): In einer konkreten Situation äußern sich Bedürfnisse in Emotionen und streben nach konkreter Umsetzung. Neben dem ersten Schritt der Beobachtung haben wir jetzt auch schon den letzten Schritt angesprochen: die Bitten. Diese sind für uns allerdings recht schnell zu besprechen, da es sich dabei um nichts anderes handelt als um Vorschläge zu konkreten Strategien, wie

Bedürfnisse erfüllt werden können. Strategien hatten wir ja bereits in ihrer Abgrenzung zu den Bedürfnissen besprochen. Bitten sind also Strategievorschläge – wobei die Betonung auch auf »Vorschlägen« liegt (also keine Forderungen). Kommen wir zum ersten Element, der Beobachtung zurück. Der erste Schritt dabei ist, wie gesagt, die bewertungs- und (so weit möglich) interpretationsfreie Beo-bachtung. Folgende Beispiele verdeutlichen die Trennung:

- Beobachten kann ich das, was jemand sagt. Nicht beobachten kann ich, wie es derjenige gemeint hat. (Bsp.: Beobachtung = Du hast gesagt, dass du gern mal am Wochenende frei haben willst. Interpretation = Du meinst vielleicht damit, dass du hier ungerecht behandelt wirst./Du meinst vielleicht damit, dass du gern mehr Zeit für deine Familie hättest.)
- Beobachten kann ich, wie die Anspannung in Mimik und Körperhaltung aussieht. Nicht beobachten kann ich, wie sich jemand dabei fühlt. (Bsp.: Beobachtung = Deine Muskeln sind angespannt und du kneifst die Augen zusammen. Interpretation = Du bist vielleicht sauer./Du bist vielleicht nervös.)

Nach der Darbietung der Informationen sollten, um das Wissen zu vertiefen und eventuelle Missverständnisse in der Trainingsgruppe zu identifizieren und anschließend zu korrigieren, folgende Beispielsätze im Plenum vorgestellt werden und gefragt werden, ob die Sätze reine Beobachtungen widerspiegeln oder ob Bewertungen enthalten sind (▶ Folie 69):

1. Du hast zum zweiten Mal in dieser Woche die Haustür offen gelassen.
2. Maria ist oft wütend.
3. Karl ist gern völlig grundlos nicht zur Verabredung gekommen.
4. Du hast gestern beim Fernsehen an deinen Fingernägeln geknabbert.
5. Hennig in ein guter Menschen.
6. Susi hat mich während des Gesprächs nicht einmal nach meiner Meinung gefragt.
7. Die Verkäuferin hat gesagt, der Rock stehe mir nicht gut.
8. Paul isst oft zu viel Schokolade.

Die Lösungsvorschläge zu den Beispielen lauten:

zu 1.   Beobachtung, da genaue Angabe von beobachtbaren Tatsachen.
zu 2.   Bewertung, da »oft« und »wütend« nicht direkt beobachtbar sind, sondern Interpretationen darstellen. Wut kann ich vermuten, wenn ich laute Worte höre und eine gerunzelte Stirn und zusammengekniffene Augen sehe, aber ich kann die Wut nicht direkt sehen.
zu 3.   Bewertung, da »völlig grundlos« eine Interpretation der Tatsachen ist, die ich nicht direkt beobachten kann.

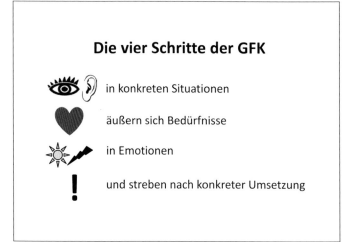

Die vier Schritte der GFK

in konkreten Situationen

äußern sich Bedürfnisse

in Emotionen

und streben nach konkreter Umsetzung

Folie 68

Die nackte Wahrheit

	Beobachtung	Bewertung
Du hast zum zweiten Mal in dieser Woche die Haustür offen gelassen.	✗	o
Maria ist oft wütend.	o	✗
Karl ist gern völlig grundlos nicht zur Verabredung gekommen.	o	✗
Du hast gestern beim Fernsehen an deinen Fingernägeln geknabbert.	✗	o
Henning in ein guter Menschen.	o	✗
Susi hat mich während des Gesprächs nicht einmal nach meiner Meinung gefragt.	✗	o
Die Verkäuferin hat gesagt, der Rock stehe mir nicht gut.	✗	o
Paul isst oft zu viel Schokolade.	o	✗

Folie 69

zu 4. Beobachtung, da genaue Angabe von beobachtbaren Tatsachen.

zu 5. Bewertung, da ich »gut« nicht sehen kann. Ich kann Verhaltensweisen sehen, die ich dann als »gut« bewerte.

zu 6. Beobachtung, da genaue Angabe von beobachtbaren Tatsachen.

zu 7. Beobachtung, da die Aussage der Verkäuferin wiedergegeben wird, die beobachtet werden kann. Die Aussage der Verkäuferin wiederum ist eine Bewertung.

zu 8. Bewertung, da die Worte »oft« und »zu viel« Bewertungen von Tatsachen sind, die meiner Interpretation entstammen. Paul würde der Beobachtung zustimmen, dass er gestern, vorgestern und vorvorgestern jeweils drei Tafeln Schokolade gegessen hat. Ob das oft oder zu viel ist, bleibt individuelle Bewertung.

Es sollte betont werden, dass es ist nicht der Impuls der GFK ist, gänzlich auf Bewertungen zu verzichten, sondern lediglich diese von der Situationsbeschreibung zu trennen. Diese Trennung ist in entspannten Situationen meist wesentlich leichter zu vollziehen als in angespannten. *Wenn ein Team friedlich zusammensitzt, kann jede Person im Raum leicht reine Beobachtungen mitteilen (▶Folie 70): Beispielsweise beobachten wir uns im Kreis sitzend, bemerken, dass Stefan um 9 Uhr den Raum betritt und die Teamsitzung ungefähr 30 Minuten dauert. Diese rein beobachtenden Beschreibungen sind schwieriger, wenn z.B. ein Konflikt besteht. Dann würden die Beschreibungen meist eher so lauten (▶Folie 71): »Es herrscht ein bedrückendes Schweigen. Stefan kommt wie immer zu spät. Die Leiterin zieht die Sitzung unnötig in die Länge«. Hier wird die Vermischung aus Bewertung und Beobachtung sehr deutlich, die meist zur Eskalation angespannter Situationen beiträgt. Gerade in angespannten Situationen ist aber die Trennung von Beobachtung und Bewertung besonders wichtig, denn wenn wir uns streiten, sollten wir uns genau darüber streiten, um das es wirklich geht.*

Hinweise und eigene Erfahrungen

Bei dieser Übung ist es sinnvoll, die Relevanz der Trennung von Beobachtung und Bewertung an möglichst vielen Beispielen

107

Leicht oder schwer?

Beobachtung im entspannten Augenblick
→ Teamsitzung

- Wir sitzen im Kreis.
- Stefan kommt um 9 Uhr in den Raum.
- Die Sitzung dauert genau 30 Minuten.

Folie 70

Leicht oder schwer?

Beobachtung im angespannten Konflikt
→ Teamsitzung
- Es herrscht ein bedrückendes Schweigen.
- Stefan kommt wie immer zu spät.
- Die Leiterin zieht die Sitzung unnötig in die Länge.

Folie 71

zu demonstrieren, da es sich hierbei um eine Kernkompetenz der Gewaltfreien Kommunikation handelt. Die LE sollten dabei vorher Beispiele überlegen, die auf den Arbeitsalltag der Gruppe zutreffen können.

Da anschließende Übungen zu dieser Thematik recht anspruchsvoll sind, sollte sichergestellt werden, dass die TN die Inhalte verstanden haben. Wenn sich die LE diesbezüglich nicht sicher sind, bietet sich eine Überprüfung an, indem die TN beispielsweise am Ende der Einheit gebeten werden, Beispiele zu nennen, bei denen die Vermischung von Beobachtungs- und Bewertungsebene Konflikte initiiert oder verstärkt haben und wie bei diesen Beispielen eine Trennung zwischen den Ebenen hätte aussehen können.

Oftmals neigen die TN dazu, Bewertungen und Beobachtungen zu vermischen, indem beispielsweise Aussagen kommen wie »jemand kam sehr ärgerlich auf mich zu« und die als Beobachtungen gekennzeichnet werden. Hierbei sollten die TN immer danach gefragt werden, wie das konkret ausgesehen hat. Eine Hilfe für die TN kann dabei die Frage sein, was eine Kamera aufgenommen hätte oder was ein Maler malen sollte, um die Situation wiederzugeben: Was genau kann ich sehen und hören? Dies führt in der Regel bei den TN zu einer stärkeren Fokussierung der Beobachtungsebene.

E-19 Beobachtung und Bewertung

Art der Einheit

Gruppenübung

Kurzbeschreibung

In dieser Übung sollen TN erst Erlebnisse frei berichten und anschließend diese als reine Beobachtungen schildern, wobei andere TN unterstützend agieren.

Ziele

- Einüben kommunikativer Äußerungen auf der Beobachtungsebene
- Bewusstsein für die Trennung zwischen Beobachtung und Bewertung und die Schwierigkeiten dabei
- Erkennen, dass die Trennung zwischen Beobachtung und Bewertung eine Deeskalation in Konflikten darstellen kann bzw. dass durch diese Trennung eine konfliktreiche Auseinandersetzung vermieden wird

Material und Vorbereitung

Folie 72

Dauer

ca. 30 Minuten

Voraussetzungen und Einbettung im Training

Die Kenntnisse der Inhalte der Einheit E-18 (»Beobachtung«) sind eine notwendige Voraussetzung für diese Übung.

Anleitung zur Durchführung

Die Übung dieser Einheit besteht aus zwei Phasen. Die TN sollen sich in 3er-Gruppen zusammensetzen und die Trennung von Beobachtung, Bewertungen und Reaktion einüben. Hierzu wird ihnen folgende Aufgabe gestellt (▸Folie 72): In der ersten Phase dieser Übung erzählt Person A von einer angespannten Situation, die sie erlebt hat. Dabei hat A die Freiheit, einfach nach Belieben zu erzählen, ohne auf die Trennung zu achten, also noch im freien Mischen der Beobachtungen mit Bewertungen und Reaktionen.

Person B kann hier nachfragen, um die Situation nachvollziehen zu können. Person C ist wiederum Beobachter und am Ende Feedbackgeber. In der anschließenden zweiten Phase hat nun A die Aufgabe, dieselbe angespannte Situation noch einmal zu erzählen, dazu allerdings nur Beobachtungen zu nutzen. Person B achtet darauf, dass keine Bewertungen, Analysen, Interpretationen einfließen und weist A im Falle

direkt darauf hin. Zur Anregung der Auswahl einer Situation mit angespannter Stimmung können Beispiele gegeben werden: unverschämte Verkäuferin, nerviger Kollege, dominanter Chef, egoistischer Partner. Nach Ende der beiden Phasen gibt Person C Feedback, was ihr aufgefallen ist. Danach werden die Rollen gewechselt. Für diese Übung können bis zu 20 Minuten veranschlagt werden.

Beobachtung/Bewertung/ Reaktion

- 3er-Gruppen bilden
- 1. Phase
    - A erzählt B von angespannter Situation, ohne Einschränkung, „frei nach Schnauze"
    - B hört zu, fragt nach
    - C Beobachter
- 2. Phase
    - A erzählt nur Beobachtungen

Folie 72

Nach Durchführung der Übungen sollen sich die Gruppen wieder im Plenum treffen und von ihren Erfahrungen berichten. Die TN können zu Beginn des Auswertungsgesprächs gefragt werden, was ihnen aufgefallen und was besonders schwer gefallen ist.

Hinweise und eigene Erfahrungen

Aus den Erfahrungen der Autoren ist diese Übung für die TN durchaus anspruchsvoll, da die Wiedergabe der reinen Beobachtung in Phase 2 oftmals schwerfällt. Daher erweist es sich in der Regel bei dieser Übung als notwendig, dass die LE den Prozess begleiten, indem sie von Gruppe zu Gruppe

gehen, die Übung zunächst beobachten und gegebenenfalls korrigierende Hilfestellungen geben.

Im anschließenden Auswertungsgespräch im Plenum stellen die TN meist dar, dass sie Schwierigkeiten hatten, reine Beobachtungen zu nennen. Ebenso kommt oft der Eindruck zum Tragen, dass die Bewertungen und Gefühle den entscheidenden Teil der Situation ausmachen und ohne diese das Erlebnis gar nicht zu verstehen ist. Die Frage, ob und wann die Trennung nützlich ist, kommt ebenso häufig. Hier sollte den TN verdeutlicht werden, dass die Trennung immer dann wichtig ist, wenn die vermischte Variante nicht mehr auf Zustimmung stößt und dadurch die Qualität des Kontakts leidet. Wenn beispielsweise eine

Person über das Wetter schimpft und ihr Gegenüber mitschimpft, ist eine Trennung unnötig umständlich. Wenn hingegen eine Person über das Wetter schimpft (weil sie eventuell bei der Hitze nicht arbeiten kann) und ihr Gegenüber hingegen nicht darüber schimpft, weil er schwimmen gehen möchte, verstehen wir uns besser, wenn wir Tatsachen von Bewertungen trennen. Oder am relevanteren Beispiel: Wenn sich der Angehörige über den Krankenpfleger oder eine Mutter über den Jugendhelfer beschwert, lohnt es sich, die Tatsachen herauszufinden, denen man als reine Beobachtungen zustimmen kann. Die unterschiedlichen Bewertungen und Hintergründe lassen sich dann meist wesentlich leichter klären. Seltener aber gelegentlich kommt auch die Anmerkung von den TN selbst, wenn sie bemerken, dass die Äußerung nur der reinen Beobachtung die Situation automatisch entschärft, z. B. wenn jemand »in meine Richtung schaut und lächelt« statt »mich blöd angrinst«, oder »wenn eine Person sehr schnell und laut zu mir spricht« statt »mich anmacht«.

E-20 Giraffensprache – Alle vier Schritte der Gewaltfreien Kommunikation

Art der Einheit

Vortrag

Kurzbeschreibung

In einem Vortrag werden in dieser Einheit sämtliche vier Ebenen der Gewaltfreien Kommunikation im Zusammenhang dargestellt. Dabei werden Beispiele vorgestellt, bei denen der Fokus sowohl auf die eigene Person wie auch das Gegenüber gerichtet wird.

Ziele

- Kenntnisse über die vier Ebenen der GFK als Bestandteile empathischer Äußerungen
- Verständnis, dass eine empathische Kommunikation im Sinne der GFK eine Methode darstellen kann, dem empathischen Kurzschluss zu entgehen
- Verständnis, dass die Kommunikation der GFK sowohl bei der eigenen Person angewendet werden kann (um sich selbst verständlich zu machen) wie auch bei einem Gegenüber (und diesen zu verstehen)

Material und Vorbereitung

Folien 73–78

Dauer

ca. 15 Minuten

Voraussetzungen und Einbettung im Training

- Da diese Einheit eine Zusammenfassung der vier Ebenen der Gewaltfreien Kommunikation darstellt, ist es notwendig, zuvor die Bausteine Bedürfnisse (E-10 Das Konzept der Bedürfnisse), der Gefühle (E-14 Bedürfnisse und Gefühle, E-15 Die Welt der Gefühle) und Beobachtungen (E-18 Beobachtung) besprochen zu haben.
- Es ist empfehlenswert, wenn die TN über Kenntnisse zum empathischen Kurzschluss (EKS) verfügen (z. B. E-06 Der empathische Kurzschluss).
- Die Inhalte dieser Einheit sind Voraussetzung für nachfolgende Übungen (z. B. E-21 GFK an eigenen Beispielen).

Anleitung zur Durchführung

In dieser Übung sollen die vier Ebenen der Gewaltfreien Kommunikation im Zusammenhang dargestellt werden, indem zunächst betont wird, dass die vier Schritte bzw. Konzepte, die bislang besprochen wurden, in der Regel die Bausteine je-

der gewaltfreien Botschaft darstellen. *So wird in der »Giraffensprache« geäußert (▶Folie 73), was ich sehe (Beobachtung), was ich fühle (Gefühl), worauf dieses Gefühl zurückzuführen ist, nämlich was ich brauche (Bedürfnis) und was ich mir deswegen wünsche (Bitte, Strategievorschlag zur Erfüllung des Bedürfnisses).*

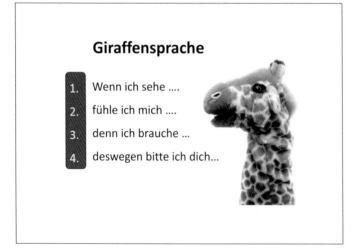

Giraffensprache

1. Wenn ich sehe ....
2. fühle ich mich ....
3. denn ich brauche ...
4. deswegen bitte ich dich...

Folie 73

Mittels der GFK kann dabei der Fokus sowohl auf die eigene Person gelegt werden, im Sinne der Selbstempathie, wie auch auf ein Gegenüber, im Sinne der Fremdempathie/Empathie für andere (▶Folie 74). Im ersten Falle versuche ich mich dem verständlich zu machen, im zweiten Fall versuche ich mein Gegenüber zu verstehen.

Wenn die eigene Person im Fokus steht, dient die GFK der Klärung und des Ausdrucks der eigenen Situation. Ein Beispiel sei im Folgenden eine Situation, in der ein Arbeitgeber den Dienstplan verändert und einen Mitarbeiter darüber informiert, dass dieser am Wochenende arbeiten soll. In diesem Falle könnte eine empathische Äu-

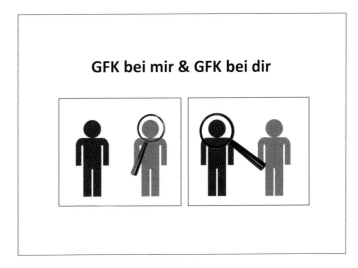

Folie 74

ßerung des Mitarbeiters gegenüber dem Arbeitgeber wie folgt aussehen (▶ Folie 75): »Wenn Sie sagen, ich soll am nächsten Wochenende voll arbeiten, bin ich überrascht und ärgerlich, weil das für mich eine sehr kurzfristige Änderung ist und ich eine längerfristige Verlässlichkeit brauche, damit ich mein Privatleben planen kann. Deswegen bitte ich Sie, auf mich am nächsten Wochenende zu verzichten.« Man sieht bei diesem Beispiel, dass diese Äußerung sich nur auf die eigene Person und die eigenen Gefühle und Wünsche bezieht – und diese un-

abhängig von vermuteten Gründen beim Gegenüber formuliert sind. (Es sollte angemerkt werden, dass dieser umfangreiche Ausdruck auf allen Ebenen der GFK natürlich sehr ausführlich ist und dass das so in der Alltagskommunikation nicht funktionieren würde. Im Training lernen wir zum Üben erst die Vollständigkeit, um sie dann im Alltag in verkürzter Form und einfacher anwenden zu können.)

Ebenso kann die GFK auch angewendet werden, um das Gegenüber zu verstehen. Beispielsweise könnte die folgende

GFK bei mir

1. Wenn Sie sagen, ich soll am nächsten Wochenende voll arbeiten,

2. bin **ich** überrascht und ärgerlich,

3. weil das für **mich** eine sehr kurzfristige Änderung ist und **ich** eine längerfristige Verlässlichkeit brauche, damit **ich** mein Privatleben planen kann.

4. Deswegen bitte **ich** Sie, auf mich am nächsten Wochenende zu verzichten

Folie 75

GFK bei dir

1. Sie sagen, ich soll am nächsten Wochenende voll arbeiten.

2. Sind **Sie** unzufrieden,

3. weil **Sie** unerledigte Aufgaben von mir sehen und **Ihnen** wichtig ist, dass jeder seine Verantwortung übernimmt?

4. Deswegen bitten **Sie** mich, auch am nächsten Wochenende voll zu arbeiten?

Folie 76

Aussage formuliert werden, die gegenüber dem Arbeitgeber geäußert wird (▶ Folie 76): »Sie sagen, ich soll am nächsten Wochenende voll arbeiten. Sind Sie unzufrieden, weil sie unerledigte Aufgaben von mir sehen und Ihnen wichtig ist, dass jeder seine Verantwortung übernimmt? Deswegen bitten Sie mich, auch am nächsten Wochenende voll zu arbeiten?« Wie man an diesem Beispiel sieht, bleibt die Person bei ihrem Gegenüber, versucht dessen Gefühle, Bedürfnisse und Wünsche zu verstehen, ohne diese mit eigenen Befindlichkeiten in Verbindung zu bringen. Erst diese klare Trennung bringt die Möglichkeit eines echten Verständnisses mit sich. Mit diesem Verständnis können dann beide Sichtweisen leichter zueinander gebracht werden.

Es ist wichtig, bereits an dieser Stelle darauf hinzuweisen, dass diese Bausteine natürlich nicht statisch zu verstehen sind und im Gespräch abzuarbeiten sind. Es geht stattdessen im Wesentlichen darum, dass die wichtigen Ebenen in einer Äußerung enthalten sind und die beiden Sichtweisen der beiden Menschen erst mal voneinander getrennt betrachtet werden.

Abschließend soll ein Rückgriff auf das Beispiel aus E-06 (»Der empathische Kurz-

schluss«) vorgenommen werden. Um die bisherigen Ausführungen zu verdeutlichen, sei auf unser Beispiel der Patientin hingewiesen, die sagt, dass sie bald sterben werde (▶ Folie 77). Hier kann im Plenum besprochen werden, wie eine Antwort anhand aller vier Ebenen der GFK lauten könnte. *Wie kann die Situation als reine Beobachtung beschrieben werden? Welche Gefühle können wir bei der Frau vermuten? Welche Bedürfnisse können hinter den Gefühlen aktiv sein? Welche Bitte könnten wir anhand der Situation und den Bedürfnissen annehmen? Eine mögliche empathische Antwort, die alle vier Ebenen berücksichtigt, könnte hier wie folgt aussehen* (▶ Folie 78): »*Sie sagen, Sie werden bald sterben. Haben Sie Angst davor und brauchen Austausch, also jemanden, um über diese Angst zu sprechen? Möchten Sie jetzt mit mir darüber sprechen?*« *Natürlich sind verschiedene Varianten denkbar, da wir nicht wissen, was genau in der Patientin vor sich geht und warum sie diesen Satz sagt. Wichtig ist hierbei nur, einen Einstieg zu finden, Gefühle und Bedürfnisse anzusprechen und Korrekturen zuzulassen. Die vollständige Wiedergabe aller Ebenen ist – wie gesagt – hier zu Übungszwecken notwendig. In der* tatsächlichen Alltagskommunikation wäre das zu umfangreich. Der Übergang in eine kurze, alltagstaugliche Variante wird natürlich auch gegangen, aber natürlich erst am Ende des Trainings, wenn die Vollständigkeit beherrscht wird.

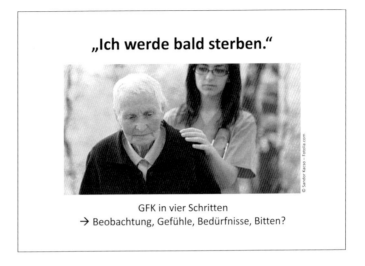

„Ich werde bald sterben.“

GFK in vier Schritten
→ Beobachtung, Gefühle, Bedürfnisse, Bitten?

Folie 77

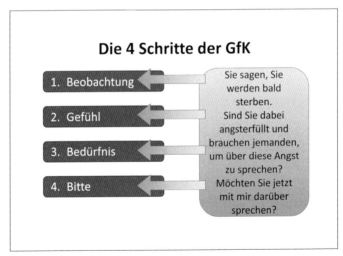

Die 4 Schritte der GfK

1. Beobachtung
2. Gefühl
3. Bedürfnis
4. Bitte

Sie sagen, Sie werden bald sterben. Sind Sie dabei angsterfüllt und brauchen jemanden, um über diese Angst zu sprechen? Möchten Sie jetzt mit mir darüber sprechen?

Folie 78

Hinweise und eigene Erfahrungen

Gelegentlich wenden TN ein, dass ihnen die Sprache auf den vier Ebenen zu künstlich vorkommt. In diesem Fall sollte der Hinweis gegeben werden, dass diese Form der Einübung geschuldet ist. Wie bei der Einübung jeder Fertigkeit (z.B. Autofahren) sind zunächst die einzelnen Elemente zu separieren (z.B. beim Gang wechseln: Kupplung treten, Schalten, Kupplungspedal loslassen); erst durch die ständige Wiederholung, die Einübung geschieht der Prozess automatisch – und läuft dann fließend ab (dass man beispielsweise beim Autofahren gar nicht bemerkt, dass man den Gang gewechselt hat).

E-21 GFK an eigenen Beispielen

Art der Einheit

Gruppenübung

Kurzbeschreibung

In dieser Übung sollen die TN anhand eigener Beispiele die vier Ebenen der Gewaltfreien Kommunikation einüben.

Ziele

- Vertiefung des Verständnisses, dass Äußerungen im Sinne der GFK deeskalierend wirken
- Einüben und Verfestigung der Fertigkeit, in Aussagen die vier Schritte der Gewaltfreien Kommunikation zu integrieren
- Verständnis, dass Gewaltfreie Kommunikation eine sehr direkte Empathie ermöglicht

Material und Vorbereitung

Folie 79

Dauer

ca. 15 Minuten

Voraussetzungen und Einbettung im Training

Diese Übung setzt die Kenntnisse aus E-20 (»Giraffensprache – Alle vier Schritte der Gewaltfreien Kommunikation«) voraus.

Anleitung zur Durchführung

Diese Übung schließt im Idealfall direkt an die Einheit E-20 (»Giraffensprache – Alle vier Schritte der Gewaltfreien Kommunikation«) an, indem die zuvor theoretisch dargebotenen Inhalte anhand eigener Beispiele vertieft werden. Die TN erhalten die Aufgabe (▶ Folie 79), in einer Partnerübung anhand eigener Beispiele Aussagen anhand der vier Ebenen der GFK umzuformulieren. Die Aussagen sollen also eine neutrale Beobachtung der Situation enthalten, ein Gefühl beschreiben, welches aufgrund eines (zumeist unerfüllten) Bedürfnisses entsteht und schließlich eine Bitte ausdrücken, die Vorschläge für Strategien enthält, um das Bedürfnis zu befriedigen. Die TN werden angeregt, die Beispiele aus der Arbeitswelt oder dem Privatleben zu nehmen. Auch ist es möglich, gewaltvolle Äußerungen zu verwenden, die sie von anderen gehört oder selbst so formuliert haben (Sätze aus der »Wolfssprache«) und die in dieser Übung in eine gewaltfreie Sprache übersetzt werden. Die TN arbeiten dazu in 3er-Gruppen zusammen, wobei jeder TN mindestens eine entsprechende Aussage einbringt und mithilfe der vier Ebenen umformuliert. Es ist hilfreich, wenn jeder TN zu seinem Beispiel kurz sagt, in welcher Situation die Aussage stattfand.

GfK an eigenen Beispielen

Partnerübung: das Eigentliche aussprechen
- Vervollständigen Sie 2–3 eigene Beispiele mit den vier Schritten der GfK
    - Beobachtung
    - Gefühl
    - Bedürfnis
    - Bitte
- Bsp. aus der eigenen Arbeitsumwelt, Wolfssätze, von Kollegen, Vorgesetzten …

Folie 79

Beispielsweise könnte ein TN anfangen und die Situation schildern, dass eine Kollegin in der Mittagspause auf Station zu ihm gesagt hat, dass der Pausenraum wie ein Saustall aussehe und man hier immer alles allein machen müsse. Diese Aussage könnte er dann z. B. so in einen gewaltfreien Ausdruck übersetzen: »Wenn du siehst, wie es in diesem Raum aussieht (Beobachtung), bist du frustriert und ärgerlich, weil du dir mehr Ordnung und Achtsamkeit füreinander wünschst? Willst du, dass wir den Raum zusammen aufräumen?« Die Ebenen sind idealerweise als Fragen formuliert, da ich als Zuhörer versuche zu erahnen, was in der anderen Person vor sich geht und gleichzeitig mit der Frage deutlich mache, dass es zunächst nur vermutet ist und natürlich korrigiert werden kann. Die Frageform in Kombination mit den konkreten Vorschlägen auf den vier Ebenen regt das Gegenüber dazu an, die eigene Sichtweise ebenso konkret auf den Ebenen darzustellen. Dadurch kann sehr schnell eine tiefe und ehrliche Verständigung entstehen.

Während der Übung bietet es sich an, dass die LE die einzelnen 3er-Gruppen begleiten und falls Schwierigkeiten auftreten in die Übung eingreifen und mit den Übenden die einzelnen Ebenen an ihrem Beispiel durchgehen (»Was ist Beobachtung, was ist das Gefühl…«).

Abschließend wird die Übung im Plenum ausgewertet, indem die TN ihre Erfahrungen schildern und Probleme, die eventuell bei der Übung auftraten, berichten. Dabei ist es auch möglich, dass die LE berichten, welche allgemeinen Schwierigkeiten sie beim Begleiten der Gruppen erlebt haben und wie diese zu lösen sind.

Hinweise und eigene Erfahrungen

Oftmals fällt es TN schwer, eigene Beispiele zu generieren. Für diesen Fall sollten die LE einige Beispielsituationen vorbereitet haben. Schwierigkeiten ergeben sich oftmals bei der Trennung der Ebenen. In diesem Fall ist es wichtig, dass die LE frühzeitig in den Übungsprozess eingreifen und korrigierend einwirken. Es sollte sichergestellt werden, dass in jeder Gruppe mindestens ein Beispiel korrekt durchgeführt wurde.

4.3   Anwendung der GFK: Selbst- und Fremdempathie

E-22 Aufmerksamkeit ist spürbar

Art der Einheit

Gruppenübung

Kurzbeschreibung

In dieser Einheit wird im Rollenspiel der Unterschied zwischen erlebter Aufmerksamkeit und fehlender Aufmerksamkeit im Gespräch erlebt.

Ziele

- Bewusstes Erleben des Unterschieds zwischen Aufmerksamkeit und fehlender Aufmerksamkeit im Gespräch
- Erkenntnis, dass die Wahrnehmung von Aufmerksamkeit des Gegenübers ein notwendiger Bestandteil für ein befriedigendes Gespräch darstellt

Material und Vorbereitung

Folie 80

Dauer

ca. 20 Minuten

Voraussetzungen und Einbettung im Training

Für diese Übung bestehen keine Voraussetzungen.

Anleitung zur Durchführung

Zunächst sollen sich die TN in 3er-Gruppen zusammenfinden und nacheinander folgende Aufgaben lösen (►Folie 80): Person A der Kleingruppe erinnert sich kurz an eine kleine Situationen, die für sie zumindest etwas emotional war. Beispielsweise eine Stresssituation bei der Arbeit, ein kleiner Zwist mit einem Freund, ein Ärgernis beim Einkaufen. In der ersten Phase der Übung erzählt A Person B von einer dieser Situationen. B hat dabei die Aufgabe, eindeutig desinteressiert zu sein. B kann dies erreichen, indem er den Augenkontakt abbricht, aus dem Fenster schaut, nach themenfremden Sachen fragt und ablenkt, auf die Uhr schaut, unterbricht. Person A hat dabei weiterhin die Aufgabe, B diese Situation zu berichten, egal wie desinteressiert B ist. Person C ist wie immer Beobachter und Feedbackgeber. Da diese Phase sehr anstrengend für A ist, genügen meist 1–2 Minuten für die Ausführung. Es ist empfehlenswert, wenn die LE der Gruppe vorab kurz demonstrieren, wie diese Phase beispielsweise aussehen kann, damit die TN eine klare Vorstellung haben.

Aufmerksamkeit ist spürbar

Der (des-)interessierte Zuhörer
- überlegen Sie kurz zwei kleine emotionale Situationen
  - Stress auf Arbeit, Konflikt mit einem Freund, Ärgernis beim Einkaufen, …

3er-Gruppen bilden
- A erzählt B eine Situation
- 1. Phase
  - B hört NICHT zu, eindeutig desinteressiert, guckt weg, fragt völlig Zusammenhangsloses…
- 2. Phase
  - B hört zu, deutlich interessiert, nickt, fragt nach, aufmerksam…
- C Beobachter

Folie 80

In Phase 2 bleibt die Aufgabe von A bestehen (nämlich B entweder dieselbe Situation noch einmal oder eine andere Situation zu erzählen). Person B hat nun den Auftrag, interessiert zuzuhören. Dies kann über aktives Nachfragen zum Thema, Augenkontakt, Zuwendung des Körpers zu A, Nicken, Bestätigen erfolgen. Phase 2 kann ähnlich lang durchgeführt werden wie Phase 1. Wieder wird empfohlen, dass die LE diese Phase den TN kurz beispielhaft demonstrieren.

Nach Abschluss der beiden Teilübungen sollte sich Person B bei Person A für sein Verhalten in Phase 1 »entschuldigen«. Dieser Ausdruck des Bedauerns ist für A wichtig, um die Kränkung und Enttäuschung nicht so stehen zu lassen. Nach einem Durchgang können je nach Zeitplanung Rollenwechsel erfolgen, sodass auch die anderen TN der jeweiligen Kleingruppe die Erfahrung von Person A machen können.

Nach Abschluss der Übung sollten diese Erfahrungen im Plenum aufgefangen und Fragen beantwortet werden. Typischerweise berichten die TN, dass es ihnen teilweise unmöglich war, in Phase 1 das Gespräch fortzusetzen, nachdem sie das Desinteresse bemerkt hatten.

Hinweise und eigene Erfahrungen

Eine typische Rückmeldung ist die Verblüffung über die Intensität der Übung, obwohl vorab klar war, was passieren wird und dass es nur gestellt war. Diesen Gedanken können die LE aufnehmen und in das Arbeitsumfeld der TN übertragen: Im Krankenhaus oder in der Pflegestation sind die Patienten abhängig von den Pflegenden, die aber meistens wenig Zeit haben. Ebenso gilt dies für Klienten, die sich in einer Beratungsstelle befinden. Die Patienten/Klienten sind in der Situation von Person A aus der Übung, die etwas mitteilen will, aber nicht auf die Aufmerksamkeit stößt, die sie haben will. Diese Übung ist nicht dazu da, die TN zu motivieren, so zu tun, als würden sie Interesse für die Patienten hegen, sondern um sie für die Situation der Patienten zu sensibilisieren.

Da viele TN berichten, dass bei ihnen ein Gefühl des Ärgers auf den desinteressierten TN zurückblieb, obwohl sie wussten, dass es sich um eine Übung handelt, ist es wichtig, den Ausdruck des Bedauerns auch dann zu realisieren, wenn die TN dies zunächst für unnötig erachten.

E-23 Kontrollierter Dialog

Art der Einheit

Gruppenübung

Kurzbeschreibung

In dieser aus zwei Teilen bestehenden Übung sollen die TN in Kleingruppen unterschiedliche Gesprächsformen (unkontrollierter und kontrollierter Dialog) durchführen bzw. einüben.

Ziele

- Erkennen, dass ein Kernproblem von Meinungsverschiedenheiten oftmals darin besteht, dass Gesprächspartner aneinander vorbeireden und aufgrund von Missverständnissen und extremen Positionen eine Einigung erschwert wird
- Erlernen der Methode des kontrollierten Dialogs und Erfahrung, dass durch den Einsatz dieser Methode ein konfliktträchtiger Dialog entschleunigt wird

Material und Vorbereitung

Folien 81–84

Dauer

ca. 45 Minuten

Voraussetzungen und Einbettung im Training

- Für die Übung bestehen keine direkten Voraussetzungen.
- Die Übung eignet sich als Einstieg in komplexere Gesprächsformen, wie das Doppeln (E-24).

Anleitung zur Durchführung

Für die folgende Übung kommen die TN wieder in 3er-Gruppen zusammen. Dies-mal suchen sich Personen A und B ein gemeinsames Thema, zu dem sie unterschiedlicher Meinung sind. Der Freiheit sind hier keine Grenzen gesetzt: Politik,

Wirtschaft, Wissenschaft, Religion, Medizin, Natur, Zwischenmenschliches… Da es den TN gelegentlich schwer fällt, ad hoc Konfliktthemen zu generieren, werden ihnen einige typische Beispielthemen vorgeschlagen (▶Folie 81). Wenn die beiden TN (jeweils A und B der 3er-Gruppe) ein Thema gefunden haben, zu dem sie unterschiedlicher Meinung sind, startet Phase 1 der Übung (▶Folie 82): Die Aufgabe der beiden TN besteht darin, den anderen möglichst schnell von der eigenen Meinung zu überzeugen. Person C fungiert wie gehabt als Beobachter und als Feedbackgeber. Es lohnt sich wiederum, wenn die LE diese Übung den TN kurz demonstrieren. Die LE sollten in der Demo-Diskussion der Phase 1 durchaus aggressiv und besserwisserisch agieren, wie man sich eine Stammtischdiskussion vorstellt. Die TN haben dann sieben Minuten Zeit für diese Phase.

Inspiration für Konflikte

- Todesstrafe
- Absolutes Rauchverbot auf öffentlichen Plätzen
- Wahlrecht für Ausländer
- Moscheen in Deutschland
- Sterbehilfe
- Abtreibung
- **Filme, Serien**

- Pränatale Diagnostik
- Klonen von Menschen
- Organspende
- Zwang zum Vegetarianismus
- Nationalstolz in Deutschland
- Piratenpartei in den Bundestag

Folie 81

Nicht einer Meinung I

- 3er-Gruppen bilden
- A und B suchen Thema, bei dem sie maximal unterschiedlicher Meinung sind
- A und B versuchen, den Anderen möglichst schnell von der eigenen Meinung zu überzeugen
- C Beobachter

Folie 82

121

Beispiel für einen Diskussionsverlauf der Phase 1

A: »Ich denke, dass man das Christentum zur Staatsreligion machen sollte. Schließlich gibt es bereits viele Millionen Christen weltweit, die auch in vielen sozialen Organisationen eingebunden sind und Gutes tun.«

B: »Das ist ja unglaublich! Erst einmal sind die Christen nicht die Mehrheit und die sozial Aktivsten sind sie nun schon mal gar nicht. Wenn man das zur Staatsreligion machen würde, hätten wir ab diesem Augenblick einen Bürgerkrieg.«

A: »Nein, hätten wir nicht. Im Gegenteil. Es gäbe zum ersten Mal die Möglichkeit, eine gemeinsame Lösung zu finden, weil man ein gemeinsames Gedankengut zugrunde legt.«

B: »Das wäre die Abschaffung der Demokratie.«

usw.

In der anschließenden Rückmeldungsrunde wird zuerst gefragt, wer überzeugt wurde. Erfahrungsgemäß melden sich weniger als 10 % der TN. Bei denen, die überzeugt wurden, kann man nachfragen, wie das kam.

In der Phase 2 soll nun die Diskussion wiederholt werden, jedoch in Form des kontrollierten Dialogs. Zunächst wird dabei der kontrollierte Dialog vorgestellt (▶ Folie 83): Der »kontrollierte Dialog« schiebt vor jeder eigenen Meinungsäußerung die Wiedergabe der Aussagen des Gegenübers ein. Ich muss also, bevor ich meine eigenen Argumente bringen kann, erst die Argumente meines Partners so wiedergeben, bis er den Eindruck hat, ich habe ihn richtig verstanden. Erst wenn ich ein Einverständnis dahingehend erzielt habe, dass der Gesprächspartner mir signalisiert, dass ich ihn richtig verstanden habe, darf ich mein Argument vorbringen. Dabei kann es sein, dass der Gesprächspartner mehrfach korrigieren muss, bis meine Zusammenfassung auf Einverständnis stößt. Diese Regel gilt natürlich für beide: Wenn ich das Argument des Gegenübers zu seiner Zufriedenheit richtig zusammengefasst habe und daraufhin mein eigenes Argument gebracht habe, muss nun mein Gegenüber das so zusammenfassen, bis ich sage, dass er es richtig verstanden

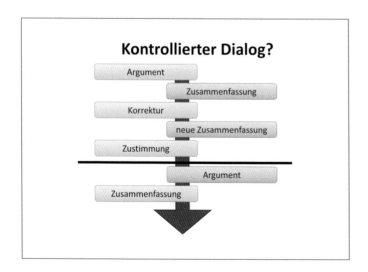

Folie 83

hat. Hier sollten die LE auf jeden Fall eine Demonstration für die TN durchführen.

Für diese Phase haben die TN dann zehn Minuten Zeit.

Beispiel für einen Diskussionsverlauf der Phase 2 mit kontrolliertem Dialog

A: »Ich denke, dass man das Christentum zur Staatsreligion machen sollte. Schließlich gibt es bereits viele Millionen Christen weltweit, die auch in vielen sozialen Organisationen eingebunden sind und Gutes tun.«

B: »Du bist also der Meinung, das Christentum zur Staatsreligion zu machen. Du denkst, dass es viele Christen gibt, die Gutes tun und engagiert sind und wenn es Pflicht wäre für alle, würden alle Gutes tun?«

A: »Ja, genau.«

B: »Ich glaube nicht, dass die Menschen was Gutes tun, nur weil sie Christen sind. Engagement kommt doch von innen und kann nicht von außen auferlegt werden.«

A: »Du denkst, dass die Menschen böse bleiben würden, egal ob sie Christen wären oder nicht?«

B: »Nein, denn ich denke nicht, dass die Menschen überhaupt böse sind. Und es kann keine Pflicht zu guten Taten geben.«

A: »Du denkst also, dass niemand zu guten Taten verpflichtet werden kann? Und dass sich nichts ändern würde durch eine Staatsreligion?«

B: »Ja, richtig.«

A: …

Nun werden die TN aufgefordert, sich wieder um ein Thema zu streiten (entweder dasselbe Thema oder ein anderes), allerdings nun nach den Regeln des kontrollierten Dialogs (▶Folie 84). Diesmal kommt dabei dem Beobachter (Person C) die wichtige Funktion zu, als Regelwächter zu fungieren und einzugreifen, sobald die Regel der Zusammenfassung nicht ausreichend beachtet wurde.

Nicht einer Meinung II

- Gleiche Gruppen, Rollen tauschen
- A und B suchen Thema, bei dem sie maximal unterschiedlicher Meinung sind
- A und B versuchen, den anderen zu überzeugen
- Zusätzlich gilt: **kontrollierter Dialog**
- C Regelwächter, Beobachter

Folie 84

123

In der Auswertung zu dieser Übung steht der erlebte Unterschied zwischen Phase 1 (unkontrollierter Dialog) und Phase 2 (kontrollierter Dialog) im Vordergrund. Es wird erarbeitet, was sich durch den kontrollierten Dialog verändert hat, welche Stärken und Schwächen in diesem Prinzip gesehen werden und unter welchen Umständen sich der kontrollierte Dialog anwenden lässt und wann er eher ungeeignet ist.

Hinweise und eigene Erfahrungen

Es ist günstig, vor dieser Übung eine Pause anzusetzen, damit sich die TN in dieser Zeit überlegen können, zu welchem Thema sie nicht einer Meinung sind. Es sollte aber deutlich gemacht werden, dass sie darüber in der Pause noch nicht diskutieren sollen.

Häufige Rückmeldungen sind entweder, dass man das aus Phase 2 so ähnlich bereits in Phase 1 gemacht habe, oder dass es einen bedeutsamen Unterschied im Gesprächsverlauf macht. Typisch ist dabei die Erfahrung, dass die Diskussion wesentlich entschleunigt verläuft, weniger Eskalation passiert und die Meinungen viel näher beieinander zu liegen scheinen, als das in Phase 1 erkenntlich war. Diese Erfahrungen sind wichtig für den Umgang mit Empathie im Berufsumfeld. Jeder hat – entweder während der Übung oder sonst im Alltag – erlebt, dass eine konfrontative Antwort meines Gegenübers zur Folge hat, dass man selbst viel stärker argumentiert, als man eigentlich wollte. Um deutlich zu machen, was der andere anscheinend nicht verstanden hat, muss man es stärker und deutlicher machen, damit es beim anderen ankommt. Das kann so weit führen, dass man letztlich selbst eine Extrem-Meinung verteidigt, die man eigentlich in der Schärfe gar nicht vertritt. Diese Dynamik der Diskussion ergibt sich aus dem einfachen Umstand, dass man selbst gehört werden

möchte. Je weniger man aber den Eindruck hat, dass der andere einen verstanden hat, desto deutlicher muss man anscheinend die Argumente machen, und desto schärfer und extremer werden sie. Das Gegenüber hat gleichzeitig dasselbe Problem: Er will gehört werden und vertritt daher immer deutlicher und aggressiver seine Meinung, denn der andere scheint sie ja nicht zu verstehen. Aus dieser Dynamik entwickelt sich schnell die Eskalation immer extremerer Meinungen. Verärgerung und Verachtung können die Folge sein. Alles nur mit dem eigentlich harmlosen Ziel: gehört zu werden. Wenn nun jemand von Anfang an die Argumente zusammenfasst und wiedergibt, ist das Bedürfnis, gehört zu werden, rasch gestillt. Man kann sich also tatsächlich sachlich unterhalten. Dabei merkt man nun oft, dass die Argumente des anderen auch nachvollziehbar sind und man manche sogar selbst vertreten kann. Dieselben Positionen erscheinen viel ähnlicher zueinander, als sie es in der eskalierenden Dynamik taten. Sicherlich lässt sich auch vertreten, dass mancher private Streit erst eine »Entladung« der negativen Emotionen braucht, bevor man sich um das gegenseitige Verständnis bemüht. Hierzu erscheint manchen TN der kontrollierte Dialog zu wenig emotional. Das ist sicherlich richtig und genau der Punkt: Der kontrollierte Dialog ist eine Möglichkeit, die emotionale Ladung eines Gesprächs zu entschärfen, wenn beide Parteien das wollen.

Die Erfahrung, dass die eigene Sicht umso intensiver kommuniziert wird, je weniger Verständnis auf der anderen Seite zu sein scheint, ist nun wegweisend für den Umgang mit der Empathie. Je intensiver sich Patienten, Angehörige, Kollegen, Vorgesetzte etc. äußern, desto intensiver haben sie vermutlich den Eindruck, dass sie nicht gehört werden. Die einfachste Form der Deeskalation ist also Wiedergeben, Zusammenfassen, Spiegeln, also das Verstandene mitzuteilen und den Wunsch des Verstehens dabei deutlich zu machen. Professionelle Empathie und der gelungene Umgang mit Empathie sind also nicht nur das Mitschwingen mit dem Erleben des anderen, sondern auch das Kommunizieren dieses Verständnisses.

Gelegentlich kritisieren TN, dass die kontrollierte Dialogform die Gespräche zu sehr in die Länge ziehe. Hier wäre es wichtig zu verdeutlichen, dass oftmals die Schwierigkeiten in Konfliktsituationen darin bestehen, dass die Gesprächspartner sich nicht verstanden fühlen und sich dadurch genötigt sehen, das gleiche Argument ständig zu wiederholen. Mit dem kontrollierten Dialog wird also versucht, genau diesen Prozess abzukürzen. Um dies zu verdeutlichen, ist es sinnvoll, auch zu fragen, ob häufig Argumente in Phase 1 wiederholt wurden. In der Regel betätigen TN, dass Argumente oftmals wiederholt wurden, um diese dem anderen verständlich zu machen.

Es lohnt sich sehr, sowohl den Streit (Phase 1) als auch später den kontrollierten Dialog (Phase 2) den TN kurz an einem eigenen Beispiel zu demonstrieren. Dadurch lassen sich die TN eher auf ein unkontrolliertes Streitverhalten in der ersten Phase ein, wodurch der Kontrast zum kontrollierten Dialog stärker wird.

E-24 Doppeln

Art der Einheit

Gruppenübung

Kurzbeschreibung

In dieser Übung werden neutrale Beobachtungen, die in einer Kleingruppe von einem TN geschildert werden, von den anderen TN interpretiert hinsichtlich vermuteter Gefühle, Bedürfnisse und Bitten, die in der geschilderten Situation aktiv gewesen sein könnten.

Ziele

- Einüben der Perspektivübernahme als eine wichtige Voraussetzung für empathisches Verstehen
- Gewinnung von Selbstvertrauen bezüglich der Fertigkeit, gegenüber anderen vermutete Perspektiven zu formulieren bzw. Abbau von diesbezüglichen Hemmnissen
- Erkennen, dass der gleiche Sachverhalt unterschiedliche Interpretationen hervorruft und daher eigene Perspektiven als relativ zu betrachten sind

Material und Vorbereitung

Folie 85

Dauer

ca. 30 Minuten

Anleitung zur Durchführung

Die TN erhalten folgende Aufgabe (▸Folie 85): Zunächst sollen sie sich in Gruppen zu vier Personen zusammenfinden. Person A berichtet von einer Situation (Ärgernis, Konflikt, Belastung…), jedoch ausschließlich auf der Sachebene, sprich nur Wahrnehmungen, nur die reine Beobachtung im Sinne der GFK. Es sollen dabei also noch keine Gedanken, keine Bewertungen, keine Gefühle, keine Bedürfnisse, keine Werte, keine Interessen, keine Wünsche, keine Emotionen etc. vorkommen. Sobald A von der Situation so nüchtern beobachtend wie möglich berichtet hat, überlegen die anderen TN der Gruppe (Personen B, C und D), welche Gedanken, Gefühle, Bedürfnisse, Wünsche etc.

vermutlich dabei für Person A im Spiel gewesen sind. Der Reihe nach begeben sich B, C und D nun in die Rolle von A und berichten von derselben Situation, nur diesmal mit ihren vermuteten Gedanken, Bewertungen, Gefühlen etc. mit dabei. Dabei werden die TN ermutigt, die Gefühls- und Bedürfnislisten zur Hilfe zu nehmen. Für diese Übung sind ca. 15 Minuten eingeplant.

In der sich daran anschließenden Auswertungsrunde werden die primären Rückmeldungen zu den Erfahrungen der TN aufgegriffen.

Hinweise und eigene Erfahrungen

Es wird angeraten, dass die LE diese Übung zu Beginn kurz demonstrieren, wobei ein

Doppeln

- 4er-Gruppen bilden
- A stellt eine Situation dar NUR mit sachlichen Informationen = keine Gefühle, keine Gedanken, keine Bedürfnisse = „nackte" Wahrnehmung
- B, C, D überlegen **einzeln**
  - Welche Gedanken, Bewertungen und Gefühle sind vermutlich im Spiel?
- B, C, D spielen A mit vermuteten Gedanken und Gefühlen in der Situation

Folie 85

LE sinnvollerweise die Person A übernimmt und der zweite LE die Aufgaben der Personen B, C und D. Die LE sollten außerdem während der Übungsphase zu den einzelnen Kleingruppen dazu gehen und unterstützend und gegebenenfalls korrigierend einwirken. Hierbei sollten die Gefühls- und Bedürfnisliste herangezogen werden.

Häufige Rückmeldung der TN ist, dass man sogar im Körper meist deutlich gespürt hat, welche der Benennungen treffend war und welche nicht. Es entsteht meist eine Anspannung im Körper und Ablehnung, wenn ein »falscher« (nicht zum Erlebten stimmige) Gedanke und ein »falsches« Gefühle etc. gehört werden. Wenn die »richtigen« Gedanken und Gefühle etc. benannt wurden, fühlt es sich typischerweise nach Entspannung, Erleichterung bis Begeisterung an. Ein Gefühl, gehört und verstanden worden zu sein, kann entstehen.

Es sollte verdeutlicht werden, dass wir natürlich die »richtige« Interpretation der Gedanken, Gefühle und Bitten in der Regel nicht direkt identifizieren können, sondern dass dies erst durch Nachfragen ermöglicht wird. Hier bietet sich der Ausblick an, dass genau dies in den nächsten Einheiten eingeübt werden soll.

Gelegentlich werden in der Übung Situationen geschildert, die recht eindeutig zu interpretieren sind (z. B. Person wird von der Freundin verlassen – Reaktion: Wut und Trauer). Hier sollten die TN (Personen B, C und D) ermutigt werden, auch Interpretationsversuche zu wagen, die sie selbst für wenig wahrscheinlich halten, die aber möglich sind (z. B. Erleichterung über das Ende der Beziehung). Um dies zu erleichtern, ist es sinnvoll, wenn die LE bei der einführenden Demonstration der Übung ein Beispiel mit solchen alternativen Interpretationen darstellen.

E-25 Zuhören mit Gewaltfreier Kommunikation (GFK)

Art der Einheit

Gruppenübung

Kurzbeschreibung

In dieser Übung führen die TN die vier Schritte der Gewaltfreien Kommunikation an von ihnen ausgewählten Beispielen in zwei Teilschritten durch: Zunächst sollen die Ebenen der Wahrnehmung, Gefühle, Bedürfnisse und Bitten einzeln, anschließend zusammenhängend durch Nachfragen identifiziert werden.

Ziele

- Einüben der Ebenen der Gewaltfreien Kommunikation
- Einübung des kontrollierten Dialogs zur Erreichung einer Übereinstimmung in den Perspektiven zwischen Sender und Empfänger

Material und Vorbereitung

Folien 86–88

Dauer

ca. 60 Minuten

Voraussetzungen und Einbettung im Training

- Für diese Übung müssen die Grundmerkmale der GFK bekannt sein, die beispielsweise in den Einheiten E-08 (»Einführung in die Gewaltfreie Kommunikation«), E-10 (»Das Konzept der Bedürfnisse«), E-15 (»Die Welt der Gefühle«), E-16 (»Gefühle vs. Gedanken«), E-18 (»Beobachtung«) und E-20 (»Giraffensprache – alle vier Schritte der Gewaltfreien Kommunikation«) vermittelt wurden.
- Es bietet sich an, die Einheiten E-23 (»Kontrollierter Dialog«) und E-24 (»Doppeln«) als Vorstufe zu dieser Übung durchgeführt zu haben.

Anleitung zur Durchführung

Diese abschließende Übung zur Anwendung der GFK mit Fokus auf dem Gegenüber führt die TN in drei Phasen zum empathischen Zuhören im Sinne der GFK. In der ersten Phase versuchen die TN die vier Ebenen (entsprechend der vier Schritte der GFK) einzeln anhand eines Beispiels eines TN herauszuhören und zu spiegeln, wobei jedes Gruppenmitglied nur für eine Ebene zuständig ist. In der zweiten Phase werden die Rollen mehrmals gewechselt, sodass jeder jeden Schritt bzw. jede Ebene üben kann. In der dritten und letzten Phase schließlich hört ein TN einem anderen auf allen Ebenen zu. Allgemein sollte den TN angeraten werden, mit den Arbeitsblättern der vorherigen Übungen (Gefühlsliste und Bedürfnisliste) zu arbeiten und sich dadurch die Arbeit etwas zu erleichtern und ergiebiger zu machen.

Im Detail beschrieben läuft die Übung wie folgt ab (► Folie 86). Die TN sollen sich in 4er-Gruppen zusammen finden. In der ersten Phase spricht Person A etwa 2–3 Minuten über ein persönliches Erlebnis (z.B. eine bestimmte Urlaubssituation, ein Arbeitsproblem, eine Auseinandersetzung, ein positive oder negative Überraschung…), ohne auf die Ebenen zu achten. Person B hat dabei die Aufgabe, die Beobachtungen, also Inhaltsebene/Sachinformationen herauszuhören und diese der Person A zu spiegeln (Beispiel dazu siehe Kasten). Person A meldet zurück, inwieweit sie von B korrekt verstanden wurde und die Sachinformationen mit seiner eigener Sicht übereinstimmen oder korrigiert werden müssen. Dies passiert so lange, bis A sich von B auf der reinen Beobachtungsebene verstanden fühlt. B thematisiert dabei keine Gedanken, keine Gefühle, keine Bedürfnisse, keine Wünsche. Danach ist Person C an der Reihe. Die Aufgabe von C ist es, während der Erzählung von A auf Gefühle zu achten. Sobald B die Sachinformationen für A stimmig wiedergegeben hat, gibt C die Gefühle wieder, die er von A verstanden hat. Wieder meldet A rück, ob und inwieweit er sich von C verstanden fühlt und was eventuell noch korrigiert werden muss. C gibt so lange die Gefühle von A wieder, bis A den Eindruck hat, dass C ihn vollständig auf der Gefühlsebene verstanden hat. Dann ist Person D dran. Die Aufgabe von D ist, auf Bedürfnisse und konkrete Wünsche/Bitten zu achten und diese A nach obigem Muster wiederzugeben und eventuell zu korrigieren, bis A sich auch auf dieser Ebene verstanden fühlt. Damit werden alle vier Ebenen von unterschiedlichen Personen in der Kleingruppe gespiegelt.

Zu beachten ist dabei, dass es nicht bedeutsam ist, dass Personen B, C und D spontan richtig liegen. Ziel ist es ausschließlich, dass am Ende ein Verständnis für A hergestellt werden kann. Es kann also gut sein, dass Person C vermutet, dass A sich allein und traurig gefühlt hat, aber A verneint und sagt, er war enttäuscht. Dann kann C korrigieren, neu ansetzen und eine korrigierte

Zuhören mit der GFK

- 4er-Gruppen bilden
- 1. Phase
  - A spricht über persönliches Erlebnis (2–3 Minuten) z. B. spezielle Arbeitssituation, Urlaubserlebnis etc.)
  - B fasst zusammen/paraphrasiert auf Inhaltsebene → A meldet rück, in wie weit verstanden gefühlt
  - C Gefühle → A meldet rück
  - D Wünsche und Bedürfnisse → A meldet rück
  - Abschluss erst, wenn sich A wirklich verstanden fühlt

Folie 86

Rückmeldung geben (vgl. Bsp. im Kasten unten). Für diese erste Phase sind ca. 15 Minuten geplant. Es ist angeraten, dass die Person A jeweils nur eine kurze Situation schildert, damit die Rückmeldungen nicht zu komplex und zeitaufwendig werden.

Die Ausschnitte sind stark gekürzte Sequenzen aus Übungssituationen der ersten Phase:

Beispiel 1

A: (berichtet) …

B: (spiegelt die Beobachtungen auf der Sachebene) »Der Angehörige des Patienten, den du seit zwei Wochen in der Pflege hast, ist zu dir gekommen und hat ungefähr 20 Minuten mit dir darüber geredet, wie man Patienten richtig pflegt, ohne nach deiner Meinung oder Sichtweise der Lage zu fragen.«

A: »Ja, das stimmt so.«

C: (spiegelt die Gefühle) »Ich vermute, du warst sauer und wütend auf den Angehörigen.«

A: »Nein, sauer war ich nicht wirklich.«

C: »Ok, warst du dann eher unsicher und irritiert?«

A: »Ja genau, unsicher. Und irgendwie missmutig.«

C: »Ok, du warst unsicher, als er so viel gesprochen hat und missmutig warst du auch. Also unzufrieden, oder auch traurig?«

A: »Ja, es gab noch viele andere Gefühle, aber das sind die wichtigen, ja.«

D: (spiegelt die Bedürfnisse und Wünsche) »Hmm, vielleicht hattest du das Bedürfnis, gehört zu werden? Und Respekt?«

A: »Ja, auf jeden Fall.«

D: »Und vielleicht auch Verständnis für deine Sicht, und vielleicht emotionale Sicherheit?«

A: »Ja, das auch ein bisschen. Aber Respekt war schon das wesentliche Bedürfnis dabei.«

129

D: »Ok, dann ging es dir hauptsächlich um Respekt und du hast dir vielleicht gewünscht, dass ihr einen gleichen Redeanteil habt und die Sicht von allen im Gespräch Raum hat?«

…

Beispiel 2

A: (berichtet) …

B: (spiegelt die Beobachtungen auf der Sachebene) »Eine Jugendliche, bei der du den Verdacht auf Magersucht hast und mit der du schon längere Zeit arbeitest, kam nach ihrem Urlaub wieder und hat erzählt, dass sie wieder fast nichts gegessen hat und wie sich ihre Familie ihr gegenüber verhalten hat.«

A: »Ja, das stimmt so.«

C: (spiegelt die Gefühle) »Warst du frustriert und enttäuscht?«

A: »Jaaaa…« (schaut suchend ins Leere)

C: »Hmm, aber das ist nicht alles?«

A: »Nee, irgendwie nicht.«

C: »Du warst auch ärgerlich? Oder wütend?«

A: »Ja, genau. Ich war richtig wütend.«

C: »Vielleicht war auch Hilflosigkeit dabei? Eine Ohnmacht?«

A: »Ja, vielleicht war das emotional noch hinter der Wut. Ich hab› mich irgendwie so hilflos gefühlt.«

D: (spiegelt die Bedürfnisse und Wünsche) »Weil du das Bedürfnis nach, äh, Wirksamkeit hattest?«

A: »Jaaa, kann man so sagen.«

D: »Effektivität vielleicht auch?«

A: »Ja, das auf jeden Fall auch. Es war so anstrengend zu erleben, dass sie von ihrer Familie schwächer und weniger stabil zurückkommt, als sie davor war.«

D: »Hättest du dir auch Unterstützung gewünscht, von der Familie? Dass ihr gemeinsam am gleichen Ziel arbeitet?«

In der zweiten Phase werden die Rollen gewechselt, sodass jeder einmal die Rollen A–D übernimmt (▶Folie 87). In dieser neuen Konstellation wiederholt sich nun der Ablauf aus Phase 1 mit getauschten Rollen und entsprechend einer neuen Situation. Wieder berichtet Person A etwa 2–3 Minuten von einer Situation und die Personen B–D spiegeln die jeweiligen Ebenen, sodass A verstanden wurde. Für diese Phase 2 sind ca. 15–30 Minuten einzuplanen, je nach Arbeitsgeschwindigkeit der Gruppen.

Nachdem jeder jede Rolle einmal innehatte, beginnt nun die letzte Phase 3 (▶Folie 88). Hier berichtet einer der TN von einer weiteren Situation und ein anderer TN übernimmt die komplette Rückmeldung auf allen vier Ebenen. Dabei können die Ebenen einzeln nacheinander oder auch durchmischt gespiegelt werden. Die beiden anderen TN unterstützen die rückmeldende Person bei Bedarf und achten darauf, dass alle Ebenen angesprochen wurden. Wieder gilt, dass es weniger wichtig ist, von Anfang an richtig zu liegen, sondern sich auf die Korrekturen einzulassen und am Ende ein möglichst vollständiges Verständnis für die Situation zu haben. In dieser letzten Phase können die Rollen wiederum gewechselt werden. Es können ca. 15 Minuten eingeplant werden.

In der abschließenden Auswertungsrunde im Plenum werden die TN eingeladen, mit

Zuhören mit der GFK

- 2. Phase
  - Rollen innerhalb der Gruppen 2-mal wechseln

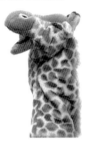

Folie 87

Zuhören mit der GFK

- 3. Phase
  - A spricht über persönliches Erlebnis (2–3 Minuten) (z. B. spezielle Arbeitssituation, Urlaubserlebnis etc.)
  - B fasst zusammen/paraphrasiert auf Inhaltsebene → A meldet rück, in wie weit verstanden gefühlt
  - B Gefühle → A meldet rück
  - B Wünsche und Bedürfnisse → A meldet rück
  - Abschluss erst, wenn sich A wirklich verstanden fühlt
  - C und D: Beobachter, geben Rückmeldung

Folie 88

den anderen TN ihre Erfahrungen zu teilen, Fragen zu diskutieren und von Schwierigkeiten zu berichten. Eine typische Rückmeldung ist hier, dass es ein besonderes Gefühl des Verstandenwerdens war, wenn man auf allen Ebenen gehört wurde, auch wenn es nicht von Anfang an ganz korrekt war. Wenn sich manche TN nicht von den anderen in der Gruppenarbeit verstanden gefühlt haben, besteht hier im Plenum die Möglichkeit, die Schwierigkeiten zu besprechen und dieses Verständnis exemplarisch und damit zusammenfassend für die Gesamtgruppe herzustellen, indem entweder die LE oder 1–2 freiwillige TN mit Unterstützung der LE die Situation noch einmal aufgreifen und spiegeln.

Die LE können abschließend zusammenfassen, dass Verständnis für den anderen ein sehr angenehmes, erleichterndes Gefühl ist. Auch für denjenigen, der Empathie gibt, ist es eine positive Erfahrung, da er nicht selten Dankbarkeit und Wertschätzung erhält, in jedem Fall aber Menschlichkeit und Stimmigkeit zur Interaktion beigetragen hat. Mit diesem Training ist die Idee verbunden, diese Stimmigkeit bzw. dieses Verständnis auf eine rasche und tiefe Art herzustellen, in dem wir die Ebenen der GFK nutzen.

Hinweise und eigene Erfahrungen

Wenn zuvor die Übung aus E-24 (»Doppeln«) durchgeführt wurde, kann ein direkter Anschluss erfolgen, in dem die TN auf das Ergebnis der vorangegangenen Übung hingewiesen werden, dass es erleichternd ist, wenn man sich verstanden fühlt. Um dieses erleichternde Gefühl bewusst und einfacher herstellen zu können, dient die Übung.

Bei der Einführung der Übung kann es sinnvoll sein, nochmals auf das Vorgehen des kontrollierten Dialogs einzugehen, den die TN bereits in einer vorangegangenen Übung kennengelernt haben. Sollten mehr als zwei Tage zwischen den beiden Übungen vergangen sein, ist es ratsam, den kontrollierten Dialog noch einmal zusammenzufassen.

Es ist sehr wichtig, die TN darauf hinzuweisen, dass sie nicht unbedingt bei der ersten Rückmeldung richtig liegen müssen, da es ja kein Quiz ist mit richtigen oder falschen Antworten. Bedeutender ist es vielmehr, am Ende eine Übereinstimmung zu erreichen, für die unter Umständen sehr viele Korrekturen notwendig sind. Es ist damit egal, wo man anfängt, und nur wichtig, wo man am Ende landet.

Während der Übung ist es sehr wichtig, dass die LE für Rückfragen zur Verfügung stehen und den Prozess in den Kleingruppen begleiten, indem sie gegebenenfalls korrigierend einwirken.

Da in dieser Übung von den TN viele Situationen eingebracht werden müssen, bietet es sich an, vorab die TN zu informieren, dass eine entsprechende Übung ansteht und sie daher mögliche Erlebnisse in das Training mitbringen sollen.

E-26 Angst? Quatsch!

Art der Einheit

Gruppenübung

Kurzbeschreibung

In dieser Übung sollen die TN Emotionen, die in bestimmten Situationen aufgetreten sind, anhand ihrer Intensität und der begleitenden Körperreaktionen beschreiben.

Ziele

- Fokussierung der Aufmerksamkeit auf die eigene Person und den eigenen Körper
- Einübung der Benennung eigener Gefühle und der Wahrnehmung von Körperreaktionen als Indikatoren der Gefühle

Material und Vorbereitung

- Folie 89
- Arbeitsblatt 5: Die eigenen Emotionen
- Papier und Stift (pro TN)

Dauer

ca. 20 bis 30 Minuten

Voraussetzungen und Einbettung im Training

- Für diese Übung bestehen keine direkten Voraussetzungen.
- Die Übung eignet sich als Einstieg in die selbstzentrierte Arbeit.

Anleitung zur Durchführung

Zum Einstieg in die selbstzentrierte Arbeit mit der GFK arbeiten die TN in Partnerarbeit mit dem Arbeitsblatt 5: Die eigenen Emotionen. Auf dem Arbeitsblatt sind jeweils sieben positive und negative Gefühle untereinander in Zeilen aufgelistet. Als Spalten sind die Situation (Ort, Zeit), anwesende Menschen und deren Handlungen, Gefühlsintensität (schwach bis stark) und Reaktionen im Körper (Spannung, Atmung, Puls) angegeben. Die Aufgabe an die TN ist nun, dass sie sich jeweils zwei Gefühle aus beiden Gefühlsbereichen aussuchen und sich anhand dieses jeweiligen Gefühls an eine Situation erinnern, in der sie dieses Gefühl hatten (▶Folie 89). Dazu notieren sie Informationen zur Situation in der ersten, anwesende Menschen und deren Handlungen in der zweiten Spalte usw. Hierbei ist eine Beschreibung ausreichend, wenn die TN mit den Schlagworten die Situation eindeutig erinnern können; eine ausführliche Darstellung ist nicht nötig, da diese Übung allein zur Selbstreflexion dient. In der Spalte Gefühlsintensität notieren die TN, ob sie in dieser Situation das Gefühl eher stark oder schwach erlebt haben. Die letzte Spalte enthält den eigentlichen Schwerpunkt der Übung: Die TN werden dazu angeregt zu reflektieren, welche körperlichen Signale sie in der Situation gespürt haben. Häufig ist es erst ein Körpersignal, das als erstes da ist, bevor wir das Gefühl und unsere Bedürfnisse

benennen können. So kommt in einer sozialen Stresssituation häufig erst der rote Kopf, bevor man die Scham oder Unsicherheit klar bezeichnen kann. In manchen Situationen versucht man auch ruhig zu bleiben, obwohl man eigentlich aufgeregt ist. Auch hier sendet der Körper wieder deutliche Signale. Die TN werden nun gebeten, diese Signale durch die Erinnerung an die vergangene Situation noch einmal anzuregen und zu spüren. Dabei können beispielsweise folgende Hinweise hilfreich sein:

- ist das Gefühl eher angespannt oder entspannt und wo ist die Anspannung genau (Brustraum, Arme, Bauch, Herz, Hals…)
- ist es eher ruhig oder nervös
- ist es eher warm oder kalt
- ist es eher eng oder weit
- ist die Atmung eher schnell oder langsam, eher tief oder flach etc.

Dabei sollte bei der Partnerarbeit jeweils nur einer der beiden TN im Mittelpunkt stehen, während der andere durch Fragen und fragende Vermutungen die Klärung des ersten unterstützt. Danach wird der Fokus gewechselt und der andere bearbeitet ein Gefühl seiner Wahl. Jeder TN sollte nur zwei positive und zwei negative Gefühle bearbeiten. Für die Übung sind je nach Arbeitsbereitschaft und Selbstreflexionswillen der TN bis zu 30 Minuten einzuplanen. Bei der Bearbeitung der letzten Spalte (Körperre-

---

Angst? Quatsch!

Arbeitsblatt: *Gefühle und typische Situationen*

- Bearbeiten Sie im Paar das AB.
- Erfragen Sie pro Gefühl eine Situation Ihres Partners. Notieren Sie Schlagworte.
- Jeder fragt zu je 2–3 positiven und negativen Gefühlen.
- Erfragen Sie dazu
  – die beteiligten Menschen
  – die erlebte Intensität der Emotion
  – und besonders: die Körperreaktionen
  (Anspannung/Entspannung, Schwere/Leichtigkeit,
  Enge/Weite, Puls, Atmung, …)

Folie 89

---

aktionen) brauchen manche TN Unterstützung durch die LE.

Eine Auswertung im Plenum kann, muss aber nicht unbedingt stattfinden. Günstig ist erfahrungsgemäß hier, Raum für Äußerungen zu lassen, wenn Bedarf ist, aber keine Beiträge abzufragen.

Hinweise und eigene Erfahrungen

Bei dieser Übung sollte im Auswertungsgespräch nicht direkt nach den Ergebnissen gefragt werden, da diese teilweise eher persönlich sind, sondern inwieweit es einfach oder schwierig war, die Gefühlsintensität und die Körperreaktionen nachträglich zu beschreiben. Hier unterscheiden sich die Rückmeldungen erfahrungsgemäß sehr stark von intensiver Arbeit bis zur Unfähigkeit, die eigenen Körperreaktionen einer vergangenen Situation wieder zu aktivieren. Diese Unterschiedlichkeit ist nachvollziehbar und sollte auch entsprechend nicht bewertet werden. Wenn keine oder nur wenige Beiträge von den TN kommen, können die LE eigene oder verallgemeinerte Erfahrungen zum Thema Bedeutung der Körperselbstwahrnehmung den TN mitteilen. Die Bedeutung der Selbstwahrnehmung und Selbstreflexion sowie die Achtsamkeit für die eigenen Körpersignale sollten hier bei Bedarf weitergehend vertieft werden.

134

Die eigenen Emotionen

>> Erinnern Sie sich an Situationen zu diesen Emotionen und betrachten Sie die Intensität und Ihre Körperreaktionen.

	Situation (Ort, Zeit, …)	anwesende Menschen und deren Handlungen	Gefühlsintensität (schwach bis stark)	Reaktionen im Körper (Spannung, Atmung, Puls…)
aufgekratzt				
dankbar				
entspannt				
warmherzig				
gefesselt				
hoffnungsvoll				
kraftvoll				
unbehaglich				
ärgerlich				
sehnsüchtig				
betroffen				
müde				
besorgt				
unsicher				

Arbeitsblatt 5v Die eigenen Emotionen

E-27 Du Idiot

Art der Einheit

Gruppenübung

Kurzbeschreibung

In dieser Übung sollen TN auf die eigenen Emotionen achten und diese reflektieren, wenn mit ihnen gewaltvoll (d. h. in der »Wolfssprache«) kommuniziert wird.

Ziele

- Wahrnehmen, Zulassen und Artikulieren von negativen Gefühlen in stressigen Situationen
- Erkennen, dass gewaltvolle Kommunikation zu einer »Blockade« führt
- Einüben von Selbstreflexion und Selbstempathie

Material und Vorbereitung

Folie 90

Dauer

ca. 30 Minuten

Voraussetzungen und Einbettung im Training

Für diese Übung bestehen keine direkten Voraussetzungen.

Anleitung zur Durchführung

Die TN erhalten folgende Aufgabe (▶ Folie 90): Zunächst sollen sie sich in 4er-Gruppen zusammenfinden. Jeder überlegt sich eine Situation (diese kann auch erfunden sein), in der eine Auseinandersetzung zwischen zwei Menschen eskalierte. Beispiele können sein:

- ein Vorgesetzter, der die Mitarbeiterin anbrüllt
- ein Angehöriger, der einem Pfleger heftige Vorwürfe macht
- ein Kollege, der vorwurfsvoll auf einen anderen losgeht

- zwei Jugendliche in einem Freizeitzentrum streiten sich
- oder auch aus dem Kontext Familie, Freundeskreis, Alltag, Nachbarschaft...

Zu dieser Situation sollen sich die TN auch an die beteiligten Gefühle und typische Sätze erinnern, die in der Situation gefallen sind, gedacht wurden oder fallen könnten. Beispiele hier sind

- »Sie Vollidiot, es ist zum Kotzen mit Ihnen zusammen zu arbeiten! Sie sind unzuverlässig und einfältig! Besser, ich ma-

---

„Du Idiot!"

- 4er-Gruppen bilden
- Überlegen Sie oder erinnern Sie sich an eine emotional geladene Situation.
  - die Situation
  - die beteiligten Emotionen
  - typische Sätze, die die Emotionen ausdrücken
- A informiert B kurz über die Situation
- A fühlt sich in die Situation ein und spricht emotional geladen sein Gegenüber B damit an.
- B lässt es über sich ergehen und **achtet auf die eigenen Emotionen!** Versuchen Sie, diese zu spüren, zu sortieren, evtl. zu schauen, was dahinter steht.

Folie 90

---

che es allein, als dass ich Ihnen die Arbeit übertrage.«

- »Die Arbeit, die Sie hier machen, ist einfach nur schlecht. Ein Kindergartenkind wäre kompetenter als Sie. Sie gehören entlassen! Wie nachlässig Sie mit den Menschen hier umgehen, die so hilflos sind. Sie nutzen Ihre Situation schamlos aus!«
- »Du bist echt das Letzte. Wie kannst du nur so fies sein und so verletzend?! Ich hatte ja gedacht, dass es schwierig ist mit dir, aber so krass hätte ich es nicht für möglich gehalten.«

Wenn jeder (oder zumindest die Hälfte der Gruppe) eine Situation mit Gefühlen und Sätzen hat, führen zwei der vier Personen in ein kleines Rollenspiel durch, die anderen zwei schauen zu. Dabei übernimmt der, der die Situation einbringt, die aggressive Rolle (Person A). Der andere übernimmt die passive Rolle und hört sich die Vorwürfe, Beschuldigungen etc. an, ohne etwas darauf zu entgegnen (Person B). A informiert B kurz vorab über die Situation und welche beiden Rollen es gibt (z. B. Vorgesetzter und Mitarbeiter während eines Standard-Meetings, das gerade begonnen hat).

Er teilt noch nichts über die Gefühle und Sätze mit. Ist B im Bilde, beginnt die Übung. A sollte sich hier kurz Zeit nehmen, sich in den aggressiven Part einzufühlen, um die geladenen Sätze entsprechend authentisch ausdrücken zu können. Ist er soweit, brüllt/schreit/beleidigt/beschuldigt etc. er sein Gegenüber B, der das passiv hinnimmt. Der TN in der aggressiven Rolle kann bis zu einer Minute schimpfen bzw. sich aufregen.

Der TN B in der passiven Rolle ist der eigentliche Fokus der Übung. Er hat während der Konfrontation mit dieser aggressiven Rolle die Aufgabe, auf seine innere Reaktion in dieser Situation zu achten. Welche Körperreaktionen spürt er? Welche Gefühle kommen auf? Welche Bedürfnisse sind vielleicht schon benennbar? Für diese Fragen, die eine Reflexion verlangen, sollte sich der TN ruhig Zeit nehmen und die Eindrücke der aggressiven Konfrontation auf sich wirken lassen. Häufig ist es eine intensive Mischung aus verschiedenen Gefühlen und Bedürfnissen, die häufig alle auf einmal und unsortiert in einer derartigen Situation ausgelöst werden. Das kann z. B. zu Gegenaggression oder Blockaden führen. Um dies alles sortieren zu können, ist eine empathische Unterstützung hilfreich. Dazu können die anderen beiden, nicht involvierten TN beitragen, indem sie Fragen stellen, Gefühlsäußerungen spiegeln und einfach Aufmerksamkeit zeigen.

Nach der ersten Runde lohnt sich mitunter eine kurze Pause und Reflexion im Plenum, je nachdem, wie intensiv sich die TN auf die Übung eingelassen haben. Danach können die Rollen innerhalb der Gruppe getauscht und die Übung in neuer Konstellation und mit neuer Situation wiederholt werden. Für diese Übung können insgesamt 30 Minuten veranschlagt werden, jedoch kann je nach Arbeitsintensität der Gruppe der Bedarf nach mehr Zeit vorhanden sein.

Abschließend wird eine Auswertungsrunde durchgeführt, die je nach Intensität der Übung für die Gruppe unterschiedlich lang sein kann. Im Vordergrund der Auswertungsrunde stehen die Reaktionen des passiven Zuhörers. Es können Fragen nach seinen Gefühlen und Gedanken in der aggressiven Situation gestellt werden. Ebenso von Interesse sind die in der Situation erlebten Handlungsmöglichkeiten.

Hinweise und eigene Erfahrungen

Es ist wichtig, dass den TN deutlich wird, dass diese Übung *nicht* dazu dient, gewaltvolle Kommunikation zu üben, sondern zu erfahren, welche Gefühle und Gedanken sowie Handlungsmöglichkeiten bei demjenigen vorhanden sind, mit dem gewaltvoll kommuniziert wird. Der Fokus der Übung liegt also auf dem passiven Zuhörer, nicht auf dem Aggressor. Wichtig ist es herauszuarbeiten, welche Gefühle und Gedanken vorhanden waren und welche Handlungsmöglichkeiten erlebt wurden. Gewöhnlich formulieren die TN, dass sie eine Art »Blockade« erlebt haben, dass sie »wie gelähmt« waren und nicht wussten, wie man reagieren soll. Diese Aussagen stellen wichtige Ergebnisse dar, da hier die Wirkung gewaltvoller Kommunikation deutlich wird: Die »Wolfssprache« führt gewöhnlich dazu, dass keine weitere sinnvolle Kommunikation möglich erscheint.

Die häufige Frage, wie dieser Prozess der Selbstempathie oder Selbstklärung vereinfacht oder beschleunigt werden kann, wird durch den Verweis auf ständige Übung beantwortet. Leichtigkeit im Umgang damit stellt sich aus der Erfahrung der Autoren nur ein, wenn ich immer wieder den Fokus auf meine Gefühle und Bedürfnisse richte und mich immer wieder frage, wie es mir gerade geht und was ich gerade brauche. Erst durch längere Auseinandersetzung damit und der Gewöhnung an diesen Fokus gewinne ich die Sicherheit, auch in angespannten Situationen Klarheit für mich zu gewinnen.

E-28 Selbstempathie

Art der Einheit

Gruppenübung

Kurzbeschreibung

In dieser Einheit schildern die TN im Rahmen einer Gruppenübung eine erlebte Situation, wobei sie bei ihrem Bericht die vier Ebenen der GFK beachten. Im Sinne der Selbstempathie sollen sie dabei von ihren eigenen Beobachtungen, Gefühlen, Bedürfnissen und Bitten/Wünschen in der jeweiligen Situation berichten.

Ziele

* Selbstsicherheit im selbstzentrierten Umgang mit Gefühlen und Bedürfnissen
* Einübung der Methode der GFK zur Realisierung von Selbstempathie
* Verständnis, dass Selbstempathie eine wichtige Voraussetzung für Empathie für andere ist

Material und Vorbereitung

Folie 91

Dauer

ca. 20 bis 40 Minuten

Voraussetzungen und Einbettung im Training

Für diese Übung müssen die Grundmerkmale der GFK bekannt sein, die beispielsweise in den Einheiten E-08 (»Einführung in die Gewaltfreie Kommunikation«), E-10 (»Das Konzept der Bedürfnisse«), E-15 (»Die Welt der Gefühle«), E-16 (»Gefühle vs. Gedanken«), E-18 (»Beobachtung«), E-20 (»Giraffensprache – Alle vier Schritte der Gewaltfreien Kommunikation«) sowie E-25 (»Zuhören mit Gewaltfreier Kommunikation«) vermittelt wurden.

Anleitung zur Durchführung

Die TN finden sich in 3er-Gruppen zusammen und sollen folgende Übung durchführen (▸ Folie 91): Zunächst müssen sich die TN (einzeln für sich allein) an eine kränkende Situation, wie etwa einen Streit, einen Wutausbruch, eine schwierige Gesprächssituation, eine Enttäuschung, eine Beleidigung, eine Provokation etc. erinnern, die

---

Selbstempathie

* 3er-Gruppen
* Erinnerung an kritische, belastende Situation
  - Streit, Wutausbruch, Beleidigung, Provokation, ...
* A teilt Situation mit, klärt für sich dabei Wahrnehmung, Gefühle, Bedürfnisse, Wünsche
* B unterstützt (Nutzen Sie die Listen!)
* C Beobachter, Feedback, Notnagel

Folie 91

sie selbst tatsächlich erlebt haben. Einer der TN (Person A) ist nun im Fokus der Aufmerksamkeit. Die Personen B und C fungieren als Unterstützer und Beobachter, geben eventuell Feedback und stehen hilfreich als »Notnagel« mit Empathie zur Verfügung. A teilt nun B und C die Situation mit. Er klärt dabei im Selbstgespräch (mit Unterstützung von B und C bei Bedarf) die Beobachtungen, Gefühle, Bedürfnisse und Bitten/Wünsche, die in der Situation aktiv waren. Ziel ist es hier, von bewertenden Gedanken und Interpretation wegzukommen und sich hauptsächlich auf Gefühle und Bedürfnisse zu konzentrieren, die in der Situation präsent waren. Die Personen B und C sollen überprüfen, ob die Ebenen korrekt und differenziert dargestellt werden und gegebenenfalls nachfragen (z. B. »Was war genau die Situation?«, »Welche Wünsche waren aktiv?«). Insbesondere sollen sie auf die Trennung von Beobachtung vs. Bewertung, Gefühl vs. Gedanke, Bedürfnis vs. Strategie achten.

Es lohnt sich wie immer der Hinweis auf die Gefühls- und Bedürfnislisten, um die Arbeit zu vereinfachen. Je nach Intensität können für diese Übung 15 bis zu 30 Minuten Zeit eingeplant werden.

In der sich daran anschließenden Auswertungsrunde zu dieser Übung besteht einführend die Möglichkeit, den Zusammenhang zwischen »GFK bei dir« und »GFK bei mir« noch einmal zu erläutern. Der Zweck der Selbstklärung ist zweifach: Einerseits kann eine Person nur dann klar und unmissverständlich in ihrer Kommunikation nach außen sein, wenn sie sich über ihre eigenen Bedürfnisse, Gefühle und Wünsche selbst im Klaren ist. Es entspannt kritische Situationen deutlich, wenn wenigstens

einer über innerliche Klarheit verfügt. Man kann außerdem dem anderen Empathie anbieten und so zur Lösung der Anspannung insgesamt beitragen. Selbstempathie ist also die Voraussetzung für Empathie für andere im Gespräch. Andererseits kann man mit innerer Klarheit besser für sich selbst sorgen. Erst, wenn eine Person ihre äußere und innere Lage kennt, kann sie für sich sinnvoll handeln, ohne etwas im Nachhinein bereuen zu müssen.

Hinweise und eigene Erfahrungen

Auch bei dieser Übung sollten die LE den Übungsprozess begleiten, indem sie die einzelnen Gruppen nacheinander aufsuchen und gegebenenfalls korrigierend eingreifen. Dabei kann der wiederholte Verweis auf die Gefühls- und die Bedürfnislisten hilfreich sein.

Mitunter geraten manche Gruppen in eine philosophische Diskussion, z. B. ob ein Wort ein Bedürfnis oder eine Strategie widerspiegelt. Diese Fragen können entweder direkt von den LE beantwortet oder auf den Austausch im Plenum verschoben werden. Der Fokus sollte dann rasch wieder auf die Aufgabe zurückgeführt werden, die darin besteht, Person A den Raum für die Selbstempathie zu geben. Denn der Hauptzweck der Verwendung der vier Ebenen der GFK ist nicht, eine neue Möglichkeit der Bewertung von »was ist richtig, was ist falsch« zu schaffen, sondern Verständnis zu fördern. Priorität für die Durchführung in den Übungen und später in der Anwendung im Alltag und im Beruf sollten daher immer das Verständnis und die Verständigung sein, weniger die grammatikalische Korrektheit.

4.4   Transfer in die Praxis

E-29 Echte Empathie – immer möglich?

Art der Einheit

Gruppenübung

Kurzbeschreibung

In dieser Übung sollen die TN Beispiele für Situationen generieren, in denen Bedürfnisse und Wünsche zwischen den Akteuren differieren und anschließend Lösungsmöglichkeiten suchen.

Ziele

- Gemeinsame Betrachtung eigener und fremder Bedürfnisse und Wünsche in einer Situation und Finden von Gemeinsamkeiten auf der Ebene der Strategien
- Verbesserung der Fertigkeit, zwischen eigenen und fremden Perspektiven zu unterscheiden
- Erkennen, dass Diskrepanzen in der Regel auf der Ebene der Strategien, nicht aber der Bedürfnisse existieren

Material und Vorbereitung

Folien 92, 93

Dauer

ca. 20 Minuten

Voraussetzungen und Einbettung im Training

Für diese Übung müssen die Grundmerkmale der GFK bekannt sein, die beispielsweise in den Einheiten E-08 (»Einführung in die Gewaltfreie Kommunikation«), E-10 (»Das Konzept der Bedürfnisse«), E-15 (»Die Welt der Gefühle«), E-16 (»Gefühle vs. Gedanken«), E-18 (»Beobachtung«), E-20 (»Giraffensprache – Alle vier Schritte der Gewaltfreien Kommunikation«) sowie E-25 (»Zuhören mit Gewaltfreier Kommunikation«) vermittelt wurden.

Anleitung zur Durchführung

Zu Beginn dieser Übung werden die TN darauf hingewiesen, dass es in den bisherigen Einheiten darum ging, entweder sich selbst Empathie zu geben, indem eigene Wünsche, Gefühle und Bedürfnisse formuliert werden, oder aber anderen gegenüber Empathie gezeigt wird, indem versucht wird, deren Bedürfnisse, Gefühle und Bitten zu er-

141

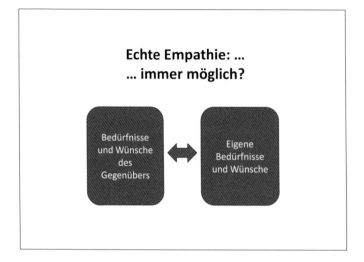

Echte Empathie: …
… immer möglich?

Bedürfnisse und Wünsche des Gegenübers ⟷ Eigene Bedürfnisse und Wünsche

Folie 92

Eigene und fremde
Bedürfnisse und Wünsche

4er-Gruppen

- tiefere Betrachtung der Unvereinbarkeit
- Was sind die Bedürfnisse und Wünsche des Patienten? Was sind die eigenen Bedürfnisse und Wünsche?
- Sind beide irgendwie vereinbar?

Folie 93

kennen. Nun ist die Frage, was dieses Verständnis an Handlungsmöglichkeiten mit sich bringt, denn nur davon, dass mich mein Gegenüber versteht, erfüllen sich nicht automatisch meine Bedürfnisse nach z. B. Abwechslung, Selbstbestimmung, Sicherheit oder – um es deutlich zu machen – Nahrung. Wenn wir nun das Gegenüber in seinen Bedürfnissen verstehen und uns selbst auch über unsere eigenen Bedürfnisse im Klaren sind, was ist dann zu tun? Meist stehen doch die Strategien, mit denen je-der seine Bedürfnisse erfüllen will, unvereinbar nebeneinander und man geht so vor, dass entweder die Bedürfnisse des einen oder die des anderen erfüllt werden. Es mag zwar theoretisch immer eine Vereinbarkeit von Bedürfnissen geben, aber ist das auch praktisch im alltäglichen Leben so? Daher steht die Frage im Raum, ob eine Einigung zwischen verschiedenen Bedürfnissen auch praktisch tatsächlich immer möglich ist und wie echte Empathie dabei aussehen kann (▶ Folie 92).

In der Übungsaufgabe sollen dazu eigene und fremde Wünsche und Bedürfnisse differenziert und der Versuch unternommen werden, nach einer möglichen Vereinbarkeit zu suchen (▶ Folie 93). Hierzu sollen die TN 4er-Gruppen bilden und sich gemeinsam Situationen überlegen, in der ein Klient (z. B. in der Bewährungshilfe oder ein Patient im Krankenhaus) eine Bitte äußert, der seitens des professionellen Helfers (z. B. Bewährungshelfer, Krankenpfleger) erst einmal nicht entsprochen werden kann (z. B. wenn der Patient mehr Schmerzmittel möchte, aber schon das Maximum dessen erreicht ist, was er am Tag zu sich nehmen darf oder der Klient in der Bewährungszeit umziehen möchte, obschon dies der Bewährungsauflage widerspricht). Anschließend soll erarbeitet werden, was genau die eigenen Bedürfnisse in der Situation sowie die daraus resultierenden konkreten Wünsche sind und welche Bedürfnisse und Wünsche beim Patienten aktiv sind. In einem letzten Schritt soll versucht werden, eine Lösungsstrategie (empathische Antwort) dahingehend zu finden, dass den Bedürfnissen beider entsprochen werden kann.

An dieser Stelle könnte es sinnvoll sein, nochmals zu wiederholen, dass Bedürfnisse prinzipiell immer miteinander vereinbar sind und somit auf der Ebene der Bedürfnisse keine Konflikte existieren. Konflikte bestehen nur auf der Ebene der Strategien bzw. der konkreten Wünsche. Ziel ist es daher, von den primären Strategien auf die Bedürfnisse zurückzugehen, um von dort aus gemeinsam neue Strategien zu wählen, die im Idealfall die Bedürfnisse aller abdecken. Falls die TN keine Möglichkeit finden, wie nach dem Schritt auf die Bedürfnisebene eine Vereinbarkeit herstellbar ist, sollen sie überlegen, woran genau das Herstellen einer Vereinbarkeit scheitert.

Im Anschluss wird die Übung im Plenum ausgewertet, indem die TN ihre Erfahrungen und Probleme bei der Durchführung

schildern. Wichtig ist hierbei, dass diese beiden Ideen von den LE herausgearbeitet und betont werden: 1. Prinzipiell sind Bedürfnisse immer miteinander vereinbar, wenn den Beteiligten entsprechende Strategien einfallen, die alle Bedürfnisse erfüllen. Das hängt also primär von der Kreativität der Beteiligten ab. 2. Es kann Situationen geben, in denen Strategien, die die Bedürfnisse aller erfüllen, tatsächlich nicht bestehen, da es enge (z. B. institutionelle) Rahmenbedingungen gibt, die das unmöglich machen. In solchen Fällen sollte man genau schauen, an welchen Bedingungen es genau scheitert und ob diese Bedingungen tatsächlich so eng sind oder ob nicht doch Möglichkeiten/Freiräume bestehen. Sollte der Rahmen letztlich doch eng, unverrückbar und unveränderbar sein, sollte man sich der Prioritäten bewusst werden. Denkbar ist folgendes Beispiel: Als Kranker kann ich nicht im Krankenhaus genesen und gleichzeitig alle Freiheiten haben, die ich als Gesunder genieße – ich muss mich dem Rahmen der Institution anpassen und meine Priorität Genesung letztlich über die der persönlichen Freiheiten setzen, damit also den Rahmen akzeptieren, weil dieser meinen Prioritäten entspricht. Dazu gehört auch, den Schmerz zu ertragen, auf die Freiheiten zu verzichten – immer im Bewusstsein dessen, was meine eigenen Prioritäten sind.

Hinweise und eigene Erfahrungen

Für diese Übung kann es am Anfang hilfreich sein, nochmals die Unterscheidung zwischen Bedürfnissen und Strategien zu wiederholen. Letztere dienen der konkreten Umsetzung eines Bedürfnisses, wobei sich Bedürfnisse in unterschiedlichen Strategien äußern können und Strategien unterschiedlichen Bedürfnissen dienen können. Anhand der Folien 49 und 50 kann dabei nochmals auf die Prinzipien der Äquipotenzialität und Äquifinalität hingewiesen werden: Jedes Bedürfnis ist durch eine Vielzahl von Strategien umsetzbar. Erholung kann je nach Situation und Vorlieben beispielsweise über einen Abend in der Oper, eine heiße Badewanne, einen Spaziergang im Wald oder viele andere Wege erreicht werden. Umgekehrt kann eine Strategie verschiedene Bedürfnisse erfüllen. Dies ermöglicht es, Strategien zu finden, die der Befriedigung unterschiedlicher Bedürfnisse dienen können. Ein gemeinsamer Spaziergang kann also bei einem Paar für den einen Partner das Bedürfnis nach Entspannung und gleichzeitig für den anderen Partner das Bedürfnis nach Kontakt erfüllen.

In dieser Übung ist es wichtig, zwischen zwei Schritten zu unterscheiden: Im ersten Schritt geht es um die Suche nach einer gemeinsamen Strategie, mit der die Bedürfnisse möglichst aller erfüllt werden können. Sollte dieser erste Schritt nicht erfolgreich sein, liegt dies wahrscheinlich an situativen, zumeist institutionellen Beschränkungen. In diesem Fall müssen in einem zweiten Schritt die eigenen Prioritäten geklärt werden. Dieser Gedanke sollte an einem Beispiel verdeutlicht werden: So kann ich mich entscheiden, in meinem eigenen, für mich bequemeren Bett zu schlafen, muss dann aber auf die Versorgung verzichten, die das Krankenhaus bietet. Wenn ich mich für die Versorgung im Krankenhaus entscheide, setze ich bewusst meine Prioritäten und entscheide mich auch bewusst gegen meine gewohnte Schlafstätte. Diese Entscheidung, Akzeptanz und Prioritätensetzung ist Patienten gelegentlich nicht klar bewusst. Mit der Klärung der Bedürfnisse kann ich hier schnell eine Klarheit schaffen, in der der Patient wieder selbst Verantwortung für seine Situation übernimmt und durch die einmalige Klärung viele Vorwürfe und wiederholte Beschwerden verhindert werden können. Letztlich lässt sich dies auf alle institutionellen Rahmenbedingungen übertragen, die ihre eigenen Anforderungen haben.

Entscheidend ist hier, den Weg von der Theorie zur Praxis zu finden. Dazu braucht es Kreativität, um neue Strategien zu finden und die Klarheit, um die festen Rahmenbedingungen erkennbar und akzeptierbar machen zu können. Es lohnt sich zu betonen, dass dies am Anfang durchaus etwas mehr Zeit in Anspruch nehmen wird, aber auf lange Sicht insgesamt zu einer Zeitersparnis führt. Außerdem bietet diese Art der Herangehensweise die Chance, langfristig die emotionalen Fehlbelastungen besser abzufangen.

E-30 Kennzeichen adäquater Antworten

Art der Einheit

Gruppendiskussion und anschließender Vortrag

Kurzbeschreibung

In dieser Einheit wird nach einer anfänglichen Gruppendiskussion dargestellt, was unter einer adäquaten empathischen Antwort verstanden werden kann.

Ziele

* Verständnis, dass empathische Reaktionen nicht zwangsläufig gleichzusetzen sind mit Erfüllung der Bitten eines Gegenübers

- Erkennen, dass eine Reaktion dann empathisch ist, wenn sie in Kenntnis (und nicht in Unkenntnis oder Verzerrung) der Situation, Bedürfnisse und Wünsche des Gegenübers geschieht

Material und Vorbereitung

Folien 94–96

Dauer

ca. 20 Minuten

Voraussetzungen und Einbettung im Training

Die Diskussion in dieser Übung greift direkt die vorangegangene Übung E-29 (»Echte Empathie – immer möglich?«) auf und stellt eine Fortführung der Übung dar.

Anleitung zur Durchführung

Im Kern dieser Einheit steht die Frage nach dem Wesen einer adäquaten Antwort, wie sie in relevanten Situationen gegeben werden kann. Die Übung greift direkt die Einheit E-29 (»Echte Empathie – immer möglich?«) auf und es wird die Frage diskutiert, wie eine adäquate Antwort aussehen kann, sollte, muss oder darf. Diese Frage wird dem Plenum vorgestellt (▶ Folie 94). Dabei sind verschiedene Richtungen der Diskussion möglich, jedoch liegt hinter der Frage der Gedanke, dass eine Antwort idealerweise aus der Kenntnis beider Seiten (meiner und deiner Bedürfnisse) hervorgehen sollte.

Wenn dieser Gedanke in der Diskussion herausgearbeitet wurde, sollte dieser verdeutlicht werden (▶ Folie 95). Hierzu wird das Beispiel eines Patienten gebracht, der während der Nacht häufig nach dem Pflegepersonal schellt. Möglicherweise liegt bei ihm das Bedürfnis nach Aufmerksamkeit und/oder nach Abwechslung vor. Beim

---

Diskussionsfrage

Was macht eine adäquate Antwort aus?

Folie 94

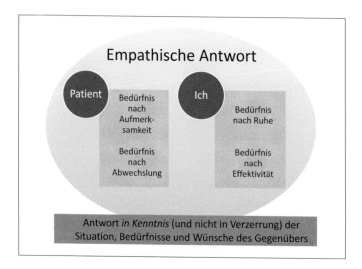

Krankenpfleger könnte in derselben Situation das Bedürfnis nach Ruhe und Effektivität vorliegen, was mit der vom Patienten gewählten Strategie nicht vereinbar ist. Eine adäquate Antwort des Krankenpflegers in dieser Situation bedeutet nicht, dass alle Bedürfnisse immer erfüllt werden sollten oder dass sie gar immer erfüllbar sind. Aber die Anerkennung und das Beachten der Bedürfnisse des Gegenübers in meiner Antwort sind es, die dieses Training als Impulse insgesamt setzen will. Jede Antwort des Pflegers, die er in Kenntnis der Tatsache gibt, dass sein Patient ein wertzuschätzendes und zu akzeptierendes Bedürfnis nach Aufmerksamkeit und Abwechslung hat, würde daher als empathische Antwort eingestuft werden.

Ziel wäre somit Folgendes zu erkennen: Empathisches Handeln bedeutet *nicht*, dass wir den gehörten Wünschen des Gegenübers vollständig entsprechen müssen, da es durchaus möglich (und wahrscheinlich) ist, dass Gründe, die entweder in unserer Person oder aber in der Situation liegen, dagegen sprechen. Empathisches Verhalten bedeutet, dass ich in Kenntnis der Bedürfnisse und Wünsche meines Gegenübers eine Antwort gebe.

Abschließend sollen die TN einige Hinweise erhalten, was sie – nachdem sie die Bedürfnisse und Wünsche ihres Gegenübers (z.B. Patienten) identifiziert haben – bedenken sollten, bei ihrer Antwort (▶Folie 96): Zunächst können mögliche Alternativen gesammelt und hinsichtlich folgender Punkte beantwortet werden: 1. Was dient dem Hilfesuchenden? 2. Was dient meinem Wohlbefinden und meiner Emotionsregulation? 3. Was spricht für/gegen die einzelnen Antworten? 4. Was erwarte ich, wie ich mich anschließend fühle? Und 5. wie lässt sich ein optimaler Ausgleich herstellen? Es sollte darauf verwiesen werden, dass die Frage, wie ich mich anschließend fühle, eine wichtige ist, insofern wir davon ausgehen, dass ein empathisches Verhalten nicht nur für das Gegenüber, sondern auch für uns selbst die adäquateste Reaktion darstellt. Hier kann der Verweis auf die sich langfristig aufsummierenden Folgen der emotionalen Fehlbelastung gemacht werden: Burnout, psychosomatische Symptome oder Depressivität.

Die emotionale Fehlbelastung kann analog zur körperlichen Fehlbelastung verstanden werden. Wenn ich mit einer ungünstigen Körperhaltung arbeite, merke

---

Problemstrukturierung einer empathischen Situation

Gewichtung der Antworten:

- Was dient dem Hilfesuchenden?
- Was dient meinem Wohlbefinden und meiner Emotionsregulation?
- Was spricht für/gegen die einzelnen Antworten?
- Was erwarte ich, wie ich mich anschließend fühle?
- Wie lässt sich ein optimaler Ausgleich herstellen?

Folie 96

ich kurzfristig eine Erleichterung, weil ich z. B. einen Patienten mit zu wenig Körperspannung hebe. Langfristig wird sich diese ungünstige Haltung (und die daraus entstehende körperliche Fehlbelastung) aber deutlich negativ z. B. auf meine Kraft, meine Gelenke und damit auf mein Wohlbefinden auswirken. Analog ist die emotionale Fehlbelastung zu verstehen. Wenn ich kurzfristig mit einer ungünstigen emotionalen inneren Haltung an die anderen Menschen herantrete, ist das kurzfristig leichter, weil Situationen rasch »abgefrühstückt« werden können und emotional belastende Emotionen gemieden werden. Langfristig jedoch wirkt sich diese ungünstige innere Haltung und die daraus resultierende emotionale Fehlbelastung deutlich negativ auf meine Arbeitszufriedenheit, meine Psyche und damit mein Wohlbefinden aus. Eine günstige Körperhaltung muss ich mir aber antrainieren und immer wieder daran denken. Ebenso ist es mit der inneren Haltung. Erst die regelmäßige Aufmerksamkeit darauf kann zu einer langfristigen Schonung der Ressourcen führen. Das schwierige ist, dass man eine Körperhaltung bei anderen besser ansprechen und damit den anderen erinnern kann. Die innere Haltung ist schwieriger wahrzunehmen und ein An-

sprechen darauf wird häufig als übergriffig erlebt. Hier ist also jeder selbst in der Verantwortung, gut für sich und seine langfristige emotionale Stabilität zu sorgen.

Hinweise und eigene Erfahrungen

Diese Einheit ist vergleichsweise komplex und beinhaltet verschiedene Teilschritte. Zur Vertiefung der dargebotenen Inhalte sowie zur Überprüfung, inwieweit diese von den TN verstanden wurden, bietet es sich an, den Stoff anhand verschiedener Beispiele zu wiederholen. Mögliche Beispielsituationen sind:

- Ein Patient im Krankenhaus beschreibt immer wieder und immer mehr somatische Beschwerden und nimmt damit immer mehr Aufmerksamkeit und damit Zeit vom Pfleger in Anspruch. Der Pfleger ist unter starkem Zeitdruck.
- Ein Vater bittet, außerhalb des Umgangsrechts, zusätzlich mit seiner Tochter in den Urlaub fahren zu können.
- Ein Jugendlicher im betreuten Wohnen will Schmerztabletten bekommen. Der Mitarbeiter kann die Gabe aber nicht ermöglichen.

147

Anhand dieser Beispiele kann überlegt werden, wie eine adäquate Antwort aussehen kann, nachdem Bedürfnisse, Gefühle und Wünsche sowohl auf Seiten des Pflegers als auch auf Seiten des Patienten identifiziert wurden. Egal, ob am Ende eine gemeinsame Lösung auf der Strategieebene gefunden wird oder nicht: Das Kernelement ist, dass der Pfleger zuerst die Gefühle und Bedürfnisse beim Patienten und sich selbst erkennt, benennt und anspricht, um darüber Wertschätzung, Klarheit und Verständigung über das Wesentliche zu schaffen. Allein durch das konkrete Benennen und Akzeptieren der Gefühle und Bedürfnisse durch den Pfleger haben die Patienten wieder einen deutlich direkteren Zugang zur Eigenverantwortung und sind kooperativer.

Oftmals kritisieren die TN, dass die vorgestellten Hinweise zur Auswahl einer adäquaten Antwort insofern nicht realisierbar sind, als dass hierfür zumeist keine Zeit besteht. In diesem Fall ist es wichtig, darauf zu verweisen, dass es sich auch hierbei um einen Übungsprozess handelt und dass dieser Prozess nach einigem Üben automatisch abläuft. Wiederum vergleichbar ist das mit der günstigen Körperhaltung für die Arbeit, die auch erst nach einigem Üben dann aber automatisch und mühelos angewandt wird.

E-31 Fallbeispiel

Art der Einheit

Gruppenübung

Kurzbeschreibung

Anhand eines fiktiven Fallbeispiels soll ein Konflikt zwischen einer Pflegeperson und einem Patienten im Rollenspiel zunächst analysiert werden, indem die Ebenen der GFK zur Selbstempathie sowie zur Empathie für einen Patienten einbezogen werden. Anschließend sollen Lösungsvorschläge erarbeitet werden, in denen sowohl die Bedürfnisse und Gefühle des Patienten als auch die der Pflegeperson berücksichtigt werden.

Ziele

- Vertiefung der erworbenen Kenntnisse über Gewaltfreie Kommunikation
- Einübung der Fähigkeit, gewaltfrei zu kommunizieren, um einen Konflikt zu lösen und empathisch zu reagieren
- Integration der verschiedenen im Training erworbenen Kompetenzen

Material und Vorbereitung

- Folie 97
- Arbeitsblatt 6: Situation der Patientin und Arbeitsblatt 7: Situation des Pflegers
- Flipchart
- Flipchartblätter und Stifte (entsprechend der Gruppenanzahl)

Dauer

ca. 90 Minuten

Voraussetzungen und Einbettung im Training

- Für diese Übung müssen die Grundmerkmale der GFK bekannt sein, die z. B. in den Einheiten E-08 (»Einführung in die Gewaltfreie Kommunikation«), E-10 (»Das Konzept der Bedürfnisse«), E-15 (»Die Welt der Gefühle«), E-16 (»Gefühle vs. Gedanken«), E-18 (»Beobachtung«), E-20 (»Giraffensprache – Alle vier Schritte der Gewaltfreien Kommunikation«) sowie E-25 (»Zuhören mit Gewaltfreier Kommunikation«) vermittelt wurden.
- Notwendig sind ebenfalls die Kenntnisse aus der Einheit E-30 (»Kennzeichen adäquater Antworten«).

Bei dieser Übung handelt es sich um die Abschlussübung des Trainings, in der alle erworbenen Kompetenzen an einem Beispiel angewendet und eingeübt werden sollen.

Anleitung zur Durchführung

In dieser sehr zeitintensiven Abschlussübung geht es darum, die im Training erworbenen Kompetenzen zu integrieren und in einem Fallbeispiel anzuwenden. Hierzu erhalten die TN folgende Aufgabe (▶Folie 97): Zunächst sollen sie sich in 3er-Gruppen zusammenfinden. Es wird ihnen erläutert, dass ein Rollenspiel durchgeführt wird, in dem es um die Interaktion zwischen einem Krankenpfleger und einer Patientin geht. Die TN werden daher angehalten, zunächst festzulegen, wer den Pfleger (Person A) und wer den Patienten (Person B) spielt. Die dritte Person (C) fungiert als Beobachter, gibt Hilfestellung und am Ende Rückmeldung. Die Spieler sollen dabei allerdings

---

Problemstrukturierung einer empathischen Situation

Arbeitsblätter: *Fallbeispiel*

3er-Gruppen: Patientin, Pflegerin, Beobachter

- Rollen verteilen, Text in Ruhe lesen
- Dialog gestalten: Klärung der vergangenen Situation und Gestaltung der kommenden Situation
- Pfleger mittels GfK herausarbeiten:
  - Wie sind Gefühle, Bedürfnisse und Wünsche der Patientin?
  - Was sind eigene Gefühle, Bedürfnisse und Wünsche?
- Welche Antwortmöglichkeiten existieren? → Sammlung aller möglichen Antworten/Verhaltensweisen
- je Gruppe ein Flip-Blatt zur Vorstellung im Plenum

Folie 97

149

Fallgeschichte – Patientin

»Hier ist das Flügelhemd. Das sollten Sie gleich anziehen. Ebenso die Kompressionsstrümpfe und die Netzhose. Sonst alles ablegen. Ein Gebiss werden Sie ja noch nicht haben. Aber den Schmuck sollten Sie hier lassen.« »Das kenne ich inzwischen schon – diese OP-Vorbereitung«, geht mir durch den Kopf, während die Schwester den Raum verlässt. Mit einem Seufzer ziehe ich meinen bunten Schlafanzug aus und den weißen Stoff an. Danach ziehe ich die Netzhose an. Inzwischen ist der letzte Rest der Schambehaarung auch ausgefallen. »Wenigstens meine Beine musste ich diesen Sommer nicht rasieren«, denke ich mit einem bitteren Grinsen. Ich werfe einen prüfenden Blick in den Spiegel. An mein Aussehen habe ich mich gewöhnt – das heißt, ich bekomme keinen Schreck mehr, wenn ich in den Spiegel schaue. Ein blasses, eingefallenes Gesicht schaut mir entgegen. Die Augenbrauen fehlen nun auch noch. Nur ein paar hartnäckige Härchen halten die Stellung. Ebenso die Wimpern. Mit dem Augenbrauenstift versuchte ich heute Morgen einen Kontrast in mein Gesicht zu bekommen. Aber der reißt es auch nicht mehr raus. Mein Blick bleibt auf meinem kahlen Kopf ruhen. Wie zum Hohn blieb eine Art spärlicher Babyflaum an manchen Stellen zurück – das sieht vielleicht aus. Aber abrasieren will ich sie auch nicht. Ich weiß, die Haare sind das kleinste Übel an der ganzen Krankheit und Therapie. Das habe ich mir selbst und jedem, der mich deswegen bemitleidet hat, 100-mal gesagt – aber doch – es sieht schlimm aus. Die fehlenden Haare in der Kombination mit der fahlen, matten Blässe und den hohlen Wangen. Ich sehe wirklich ziemlich fertig aus. Von weitem sieht man mir an, dass ich krank bin. Im Hochsommer mit Temperaturen bis 35 Grad laufe ich mit einer Mütze umher.

Alles, was mir so sicher schien, wurde mir aus der Hand genommen: Meine Kraft, mein Leistungsvermögen, meine Selbstständigkeit, mein Aussehen und damit verbunden mein Auftreten. Ja und dann das Bedrohlichste: Mein Leben hängt an einem seidenen Faden... Ich muss weiter machen. Die Prämedikation und noch schnell auf die Toilette. Dann steige ich ins Bett. Gleich holen sie mich ab.

Die Tür geht auf. Die Schwester kommt herein: »So, es ist so weit, Sie können kommen. Alles ausgezogen? Die Mütze müssen Sie noch ablegen, die können wir nicht mitnehmen.« Mein flehender Blick hilft nicht. »Blöde Kuh«, denke ich, während sie mich mit kahlem, unbedecktem Schädel aus dem Zimmer schiebt.

Aber nun beginnt die Fahrt durch das Haus. Warum müssen Krankenhäuser nur so verwinkelt gebaut sein? Und warum dürfen Besucher dieselben Aufzüge benutzen wie die Patienten? Das ältere Ehepaar im Aufzug starrt mich an. Ich ahne, wie sie sich die Frage stellen: »Ist das wohl ein Mann oder eine Frau?« Das scheint nicht mehr ganz eindeutig zu sein. Gerade letzte Woche hat mich der Ehemann einer Mitpatientin mit »Na, wie geht's, junger Mann?« angesprochen. Das hatte sehr wehgetan. Mir kommen heute noch fast die Tränen, wenn ich daran denke.

Nachher, wenn ich nicht mehr im Aufzug bin, werden sie sich darüber unterhalten, wie schlimm es ist, dass so junge Menschen schon so krank sind. Wenn ich gut drauf bin, macht mir das fast nichts aus. Aber im Moment geht es mir nicht gut – ich habe Angst! Langsam beginnt das Beruhigungsmittel zu wirken. Ich werde müde. Die Schwester schiebt mich vorbei an gaffenden Patienten, die noch keinen »Onko-Patienten« sahen, vorbei an Besuchern, die ihr Gespräch stoppen, um mich anzustarren. Ich schließe die Augen. Es kommt mir wie eine Ewigkeit vor, bis wir zum nächsten Aufzug kommen. Ich bin schon benommen. Mit einem Ruck setzt sich der Aufzug in Bewegung. Die Türen gehen auf – wir sind angekommen! Endlich. Keine neugierigen Blicke, kein mitleidiges Lächeln, keine Kinderfinger, die auf mich zeigen. Ich werde in den Operationssaal geschoben.

Arbeitsblatt 6: Situation der Patientin

Fallgeschichte – Pflegende

Sie sollen eine Krebspatientin für die OP vorbereiten und abholen. Ihre Aufgabe besteht darin, die Patientin zur OP zu bringen und darauf zu achten, dass sie ausschließlich die durch das Krankenhaus bereitgestellte Kleidung trägt, Schmuck ist im OP auch nicht gestattet.

Sie kommen zur Patientin ins Zimmer und erklären ihr: »Hier ist das Flügelhemd. Das sollten Sie gleich anziehen. Ebenso die Kompressionsstrümpfe und die Netzhose. Sonst alles ablegen. Ein Gebiss werden Sie ja noch nicht haben. Aber den Schmuck sollten Sie hier lassen.«

Die Patientin braucht keine Hilfe beim Umziehen. Sie lassen ihr die Sachen da und gehen aus dem Zimmer, um nach einem anderen Patienten zu sehen, während sie sich umzieht.

Heute wollen Sie sich am liebsten dreiteilen – zwei Kolleginnen sind krank, ein Kollege ist auf einer Fortbildung. Während Sie noch mit einer Aufgabe beschäftigt sind, werden Sie schon zur nächsten gerufen. Und wieder einmal sind keine Aushilfen da... wie immer.

Der Weg zum OP ist weit, die Zeit drängt. Ein Gebäudeteil des Krankenhauses wird im Moment umgebaut und Sie müssen riesige Umwege gehen, um den OP zu erreichen.

Sie kommen wieder zu Ihrer Patientin ins Zimmer. »So, es ist so weit, Sie können kommen. Alles ausgezogen?«, sagen Sie, während Sie die Tür öffnen. Die Patienten sitzt auf den Bett, Sie prüfen: Kompressionsstrümpfe hat sie an, Netzhose, Flügelhemd hat sie auch an – und noch ihre eigene Mütze. »Die Mütze müssen Sie noch ablegen, die können wir nicht mitnehmen«, erklären Sie ihr. Die Patientin nimmt die Mütze ab. Sie schieben die Patientin aus dem Zimmer.

Der Weg zum OP ist nur nicht lang, sondern stellenweise sogar steil. Sie müssen das Bett eine Steigung hinaufschieben, durch einen engen Flur. Überall stehen Leute im Weg – Sie müssen sich beeilen, müssen sich schnell in Richtung OP vorarbeiten. Noch eine Steigung – Sie merken, wie Ihre Schritte langsamer werden, als Sie endlich oben ankommen. »Bald kann ich nicht mehr schieben«, denken Sie sich. Das Bett durch die viel zu engen Flure zu manövrieren, ist ein Kampf. Dauernd müssen Sie Leute bitten, aufzustehen, damit Sie sich an Stühlen von Wartebereichen vorbeizwängen können. Und dann auch noch durch das Gedränge vor dem Aufzug durch! So ein Bett ist doch kein Einkaufswagen, das Ding ist schwer und unbeweglich! Durch die Umbauarbeiten scheint sich das Krankenhaus in ein Labyrinth verwandelt zu haben...

Sie sind richtig froh, als Sie den Weg zum OP endlich hinter sich haben – und die OP-Schwester rollt schon mit dem Augen, was Ihnen sagen soll »na endlich!«. Sie machen sich im Laufschritt auf den Rückweg zu Ihrer Station.

Arbeitsblatt 7: Situation des Pflegenden

kein Theater spielen, sondern die Situation so gestalten, wie sie sich auf Station ereignen könnte. Es wird dabei nicht vor Publikum, sondern nur in der Gruppe geübt und agiert. Es geht also nicht darum, etwas für das Plenum vorzubereiten, sondern in der Kleingruppe an einem konkreten Fallbeispiel zu üben.

Nachdem die Rollen festgelegt wurden, erhält jeder spielende TN von den LE seine Beschreibung der Situation aus Sicht der entsprechenden Rolle. Dabei ist es wichtig zu betonen, dass jeder Spieler seine Perspektive der Fallbeschreibung lesen soll und von den gelesenen Inhalten nichts an die anderen TN weitergeben darf. Auf diesen Arbeitsblättern steht eine Situation beschrieben, die sich am vorangegangenen Tag zwischen den beiden Personen ereignet hat: Ein Pfleger hat eine Patientin zur Operation abgeholt und in den Operationssaal gefahren.

Nachdem die TN ihre Rollen gelesen haben, wird für die zu übende Szene folgendes Szenario vorgestellt: Am Tag *nach* dem in der Fallgeschichte präsentierten Vorfall betritt der Pfleger das Zimmer der Patientin und fragt, wie es ihr gehe, worauf die Patientin sehr angespannt und abweisend antwortet: »Das interessiert Sie doch wohl nicht wirklich«. Der Pfleger bemerkt diese Anspannung und versucht, eine Klärung und Lösung für ähnliche zukünftige Situationen zu erarbeiten. Genau dieses Gespräch der Klärung und Lösungsfindung soll nun im Rollenspiel in den Kleingruppen geübt werden.

Bei diesem Rollenspiel ist es zunächst notwendig, dass der Pfleger zuerst durch geeignete Fragen versucht, die vorangegangene Situation aus Sicht der Patientin zu klären, indem er sie auf den vier Ebenen der GFK zu verstehen versucht. Nachdem dieses Verständnis erreicht wurde, soll er seine eigene Situation und Befindlichkeit auf den gleichen Ebenen klären. Anschließend sollen beide eine gemeinsame Lösung finden für

den Fall, dass eine solche Situation wieder ansteht. Die TN sollen darauf hingewiesen werden, dass natürlich für beide die jeweils andere Perspektive unbekannt ist und dass diese mittels der Methode der GFK in einem kontrollierten Dialog herausgearbeitet werden soll. Dabei kommt natürlich die Hauptaufgabe der Rolle des Pflegers zu, der seine eigene Sicht und die der Patientin identifizieren und verstehen muss. Für diesen Teil der Übung sollten mindestens 40 Minuten veranschlagt werden. Es ist hierbei natürlich verständlich, wenn der TN in der Rolle des Pflegers vorerst Schwierigkeiten hat und nur mühsam Verständnis und Verständigung erreicht. Ziel der Übung ist, dass ein positiver Prozess entsteht und der TN die Möglichkeit hat, diese Art der Kommunikation zu üben und auszuprobieren. Dass es beim ersten Mal natürlich sehr lange dauert, sollte niemanden überraschen. Die Person C der Gruppe (Beobachter) kann hier bei Bedarf unterstützen.

Nach Beendigung des Rollenspiels sollen die Kleingruppen ihre Ergebnisse auf einem Flipchartbogen festhalten. Auf diesem sollte Folgendes dargestellt sein: a) Situation der Patientin (Gefühle, Bedürfnisse, Wüsche), b) Situation des Pflegers (Gefühle, Bedürfnisse, Wünsche) und c) mögliche alternative Handlungsmöglichkeiten für den nächsten OP-Transport, der die Bedürfnisse beider berücksichtigt.

Wenn alle Gruppen ihre Aufgabe beendet haben, finden sie sich wieder im Plenum zusammen und stellen ihre Lösungen am Flipchart vor. Hierbei ist es in der Regel zu erwarten, dass die Endergebnisse nur wenig differieren. In diesem Fall kann es vorteilhaft sein, nach der zweiten Gruppenvorstellung die weiteren Gruppen zu bitten, ihren Flipchartbogen aufzuhängen, aber nur das zu benennen, was sich von den vorherigen Gruppen unterscheidet. Alle Gruppen sollten aber auf jeden Fall kurz berichten, wie die Übung gelaufen ist, was leicht fiel und was Schwierigkeiten bereitet hat. Die LE können darauf dann abschließend und zusammenfassend eingehen und ein letztes Mal Fragen klären.

Hinweise und eigene Erfahrungen

Diese Einheit stellt die zeitintensivste Übung des Trainings dar. Unseren Erfahrungen zufolge variiert die Bearbeitungszeit zwischen den Gruppen beträchtlich. Es bietet sich also an, auf diese Unterschiede vorbereitet zu sein (mehrere Räume für die Kleingruppen zum Arbeiten, klare Zeitangaben bis zum nächsten Treffen im Plenum, evtl. überbrückende Pause etc.).

Oftmals ist es für die TN schwierig, den Kommunikationsprozess zu starten, günstig zu gestalten oder zu beenden. Daher sollten die LE den Übungsprozess in den Kleingruppen unbedingt intensiv begleiten. Manche TN neigen dazu, sehr schnell in den Lösungsprozess einzusteigen, ohne die Perspektiven der Beteiligten vorab geklärt zu haben. In diesem Fall sollten die LE den Übungsprozess verlangsamen und darauf achten, dass die TN den Fokus auf beide Personen nacheinander legen.

Aus den Erfahrungen der Autoren tendieren manche TN in der Rolle des Beobachters (Person C) oftmals dazu, nur schweigend den Prozess zu beobachten, auch wenn Schwierigkeiten auftreten. Diese TN sollten daher ermutigt werden, bei Bedarf auch aktiv in das Geschehen einzugreifen, wobei natürlich primär die Rolle des Pflegers und dessen Äußerungen zu unterstützen sind (weniger die des Patienten). Falls der TN in der Rolle des Pflegers Schwierigkeiten hat, kann der Beobachter für kurze Zeit die Rolle übernehmen, sofern er geeignete Ideen hat.

Es ist wichtig, den TN an verschiedenen Stellen zu verdeutlichen, dass die Aufgabe der Klärung auf Seiten des Pflegers und nicht der Patientin liegt. Es ist also die Aufgabe des Pflegers sowohl die Perspektive der Patientin zu erkennen als auch seine eigene Perspektive deutlich zu machen, wobei er in beiden Fällen die Ebenen der GFK berücksichtigen soll.

Oftmals erarbeiten die TN nur Strategien, die für die Patientin sinnvoll sind, aber für den Pfleger zu einer Mehrbelastung führen würden. Allerdings ist es zu erwarten, dass auch beim nächsten OP-Transport auf Seiten des Pflegers eine Zeitnot existiert. Daher ist es notwendig, dass auch von Seiten des Pflegers Wünsche geäußert werden. Beispielsweise könnte er seine Schwierigkeit formulieren, dass er unter Zeitdruck oftmals nicht alle Aspekte berücksichtigt und er daher die Patientin bitten kann, ihn gegebenenfalls zu informieren und darauf hinzuweisen, wenn sie Wünsche hat und sich unwohl fühlt. Sonst lastet sich der Pfleger noch mehr Arbeit auf, wenn er auch noch auf unausgesprochene Wünsche reagieren soll. Der Pfleger kann hier für seine eigene Arbeitsentlastung sorgen, indem er der Patientin deutlich macht, wie sie selbst für ihre Bedürfnisse eintreten kann und nicht vom Pfleger abhängig ist. Somit schult der Pfleger die Eigenverantwortung der Patienten dadurch, indem er z. B. sagt: »Ich bin hier sehr oft unter Zeitdruck, da ja alle Patienten viele Wünsche an mich haben. Ich bin also darauf angewiesen, dass Sie mir helfen. Was könnten Sie tun, damit wir gemeinsam auf das achten, was Ihnen wichtig ist?« Diese Frage setzt voraus, dass der Pfleger die Patientin soweit verstanden hat, dass diese sich auch verstanden fühlt. Sonst ist die Chance für eine kooperative Haltung bei der Patientin eher gering. (Anmerkung: Diese Übung ist durch Weiterentwicklung des bei Scheu (2010) beschriebenen Falls entstanden.)

4.5   Zusatzeinheiten

Z-01 Vorstellung: Trainingsleitende und Trainingsstruktur

Kurzbeschreibung

Die LE stellen sich vor und skizzieren das Grundkonzept der Trainingsinhalte.

Ziele

- Begrüßung der TN und Vorstellung der LE
- Überblick über Inhalte des Trainings
- Klärung organisatorischer Fragen bezüglich Anfangs-, End- und Pausenzeiten

Material und Vorbereitung

- Folien 98–101
- Flipchart, Flipchartbogen, -stifte

Dauer

ca. 30 Minuten

Einsatzmöglichkeiten der Zusatzübung

Diese Einheit stellt eine mögliche Einführung in das Training dar, falls die Gruppe neu zusammenkommt bzw. die Leitenden der Gruppe noch nicht bekannt sind.

Anleitung zur Durchführung und eigene Erfahrungen

Die TN werden als erstes natürlich herzlich zum Training willkommen geheißen. Dazu lohnt es sich aus Erfahrung der Autoren, zuerst nur mit positiven Impulsen zu starten. Die Freude auf die Zusammenarbeit, die Hoffnung auf interessanten Austausch, das Vertrauen in die Gruppe und die Vorfreude auf eine abwechslungsreiche Zeit sind Impulse, die die LE hier ausdrücken können. Kritische und negative Impulse, wie etwa die eigene Unsicherheit oder Anspannung der LE, können im späteren Verlauf durchaus thematisiert werden, damit die Gruppe die LE auch als verletzliche und authentische

Menschen wahrnimmt. In diesem ersten Teil würden die Autoren jedoch davon abraten, da dies leicht zur Überforderung der TN führen kann und die LE mit ihrer Persönlichkeit zu sehr in den Mittelpunkt rückt.

Die Autoren empfehlen also als ersten Einstieg eine kurze, positive und herzliche Begrüßung zum »Training zum Umgang mit Empathie im professionellen Arbeiten: Mit Empathie arbeiten – gewaltfrei kommunizieren« (▶ Folie 98). Dieser erste Tag wird für die TN vermutlich eine Art »Sprung ins kalte Wasser« sein (▶ Folie 99). Man weiß als TN nicht, was auf einen zukommt, worauf man sich einlassen soll, was die LE für Menschen sind, ob man sie mag oder nicht. Eventuell sind auch die anderen TN noch

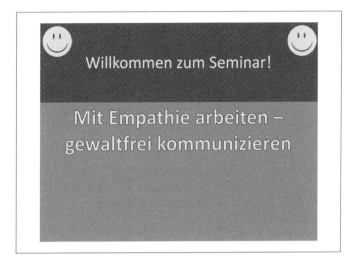

Folie 98

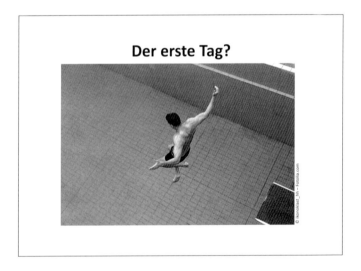

Folie 99

unbekannt, mit denen man die nächste Zeit zusammenarbeiten wird. Und auch thematisch ist den TN oft noch nicht klar, welche Inhalte genau behandelt werden, welche Übungen durchgeführt werden oder wie tief die Arbeit im Training auch an Persönliches rühren wird. Um diesen Unsicherheiten und dem entsprechenden Wunsch nach Klarheit und Orientierung entgegenzukommen, damit die TN sich auf das Training einlassen können, sollten die LE umsichtig und behutsam mit diesen ersten Augenblicken des Trainings umgehen. Zuerst ist daher eine Selbstvorstellung der LE (z. B. Name, Beruf und Arbeitsschwerpunkt, Alter, Hintergrund und Berührungspunkte mit dem Trainingsthema, evtl. aktuelle Stimmung) günstig. Danach können die Inhalte des Trainings (Themenblöcke) kurz vorgestellt und der allgemeine Ablaufplan mit den ungefähren Arbeits- und Pausenzeiten idealerweise als Poster (Flipchartbogen) vorgestellt und im Raum für die TN ständig sichtbar aufgehängt werden.

Die Trainingsinhalte gliedern sich in drei Blöcke (▶Folie 100). Im ersten Block wird auf den Begriff der Empathie fokussiert. Dabei soll besprochen werden, was Empathie eigentlich ist, in welchen Bereichen wir damit in Kontakt kommen, welchen Einfluss Empathie in der Arbeit und im Alltag auf uns und unsere Mitmenschen hat, und auch welche Probleme durch Empathie entstehen. Im zweiten Block wird die Gewaltfreie Kommunikation (GFK) als eine Möglichkeit, empathisch zu verstehen und empathisch zu kommunizieren, besprochen. Mit Übungen und kurzen didaktischen Vorträgen werden die Grundgedanken der GFK vermittelt und in Kleingruppen eingeübt. Im dritten sollen die beiden genannten Bereiche miteinander kombiniert werden, wobei folgende Fragen im Zentrum stehen: Wie kann ich die GFK im Umgang mit problematischen Empathie-Situation anwenden, wie kann ich empathisch im professionellen Kontext handeln?

Das Training besteht sowohl aus theoretischen Einheiten, in denen Wissen vermit-

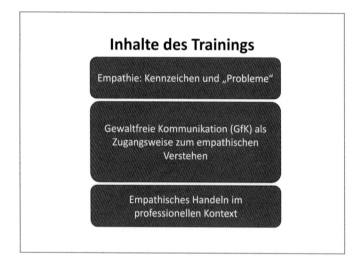

Folie 100

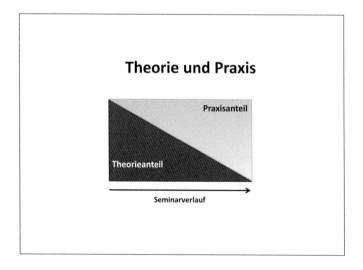

Folie 101

156

telt werden soll, wie auch aus praktischen Übungen, in denen die erworbenen Kenntnisse eingeübt werden. Dabei verschiebt sich im Trainingsverlauf (▶Folie 101) das Verhältnis von Theorie und Praxis: Während zunächst Einheiten im Mittelpunkt stehen, in denen grundlegendes Wissen vermittelt wird, werden später praktische Übungsanteile den Schwerpunkt des Trainings bilden. Die Verarbeitung der Theorie ist dabei besonders wichtig, damit die Übungen auch sinnvoll sind und neue Erfahrungen für die TN mit sich bringen.

Nach den Erfahrungen der Autoren ist es zudem sinnvoll, zu Beginn des Trainings zu klären, dass häufig in Kleingruppen gearbeitet wird, wobei teilweise eigene Beispiele der TN herangezogen werden. Die TN sollten ausdrücklich darauf hingewiesen wer-

den, dass es in der Entscheidung jedes Einzelnen liegt, wie weit er sich einbringen will. Niemand wird gezwungen oder zur Teilnahme an einer Übung gedrängt oder ähnliches. Alle Inhalte und Übungen sind als Einladungen und Vorschläge gedacht, die aus der Erfahrung der Autoren die beste Variante sind, sich dem Thema zu nähern und Kenntnisse und Kompetenzen zu erwerben. Die Arbeit in Kleingruppen hat sich als angenehme und intensive Arbeitsform etabliert und ermöglicht sowohl intensives thematisches Arbeiten als auch intensiven persönlichen Austausch der TN untereinander.

Weiterhin sollten die Pausenregelungen zu Beginn des Trainings besprochen werden. Es bietet sich an, ausreichend Pausen einzuplanen, diese jedoch bedarfsmäßig einzusetzen.

Z-02 Wer bin ich? – Vorstellung der Teilnehmenden

Kurzbeschreibung

Die TN lernen sich durch eine gegenseitige Befragung sowie eine anschließende Vorstellung in der Gruppe kennen.

Ziele

Vorstellung der TN

Material und Vorbereitung

- Folie 102
- Papier und Stift (pro TN)

Dauer

ca. 20 Minuten

Einsatzmöglichkeiten der Zusatzübung

Diese Einheit sollte zu Beginn des Trainings durchgeführt werden. Es bietet sich an, diese im Anschluss an die Einheit Z-01 (»Vorstellung: Trainingsleitende und Trainingsstruktur«) durchzuführen.

Anleitung zur Durchführung und eigene Erfahrungen

In dieser Einheit haben die TN die Möglichkeit, sich gegenseitig vorzustellen (▶ Folie 102). Dazu setzen sich die TN mit einem ihrer Sitznachbarn zusammen und lernen einander über gegenseitiges Fragen kennen. Jeder TN kann dabei bis zu 3 Minuten Fragen an sein Gegenüber stellen. Die LE sollten zum Wechseln bzw. zur Halbzeit ein Signal geben. Die Fragen sind frei, üblich sind natürlich Name, Alter, Beruf/Arbeitsbereich/Abteilung, Familie, Berührungspunkte mit dem Thema Empathie, Hobbys etc. Während die TN sich gegenseitig befragen und kennen lernen, sollen sie dabei fünf kurze Stichworte notieren, die die andere Person beschreiben (z. B. Stefan, 36, Vater von zwei Kindern, Abteilungsleiter Pflege in Dresden, Marathonläufer). Nach der gegenseitigen Befragung zu zweit (insgesamt 6 Minuten) stellen sich die TN selbst einzeln im Plenum kurz vor. Dazu nutzen sie die fünf Stichworte aus dem Gespräch, die der jeweils andere TN über sie notiert hat. Falls sie dazu noch etwas ergänzen möchten, sind sie natürlich dazu eingeladen. Wichtig sind hierbei zwei Punkte: Zum einen bleibt es trotz des Partnerinterviews eine Selbstvorstellung, damit jeder selbst entscheiden kann, was er mitteilen möchte und was nicht. Dies ist gerade für einen behutsamen Einstieg relevant. Zum anderen hat jeder TN etwas in der Runde mitgeteilt, sodass jede Stimme bereits gehört wurde – auch wenn dieser TN sich selten zu Wort meldet. Daher lohnt sich auch bei Gruppen, die sich bereits kennen, eine solche Einstiegsrunde. In diesem Fall kann die Übung variiert werden. Eine Möglichkeit besteht darin, dass sich die TN einfach aus dem Stehgreif selbst kurz vorstellen. Die LE sollten diese Runde eröffnen und von sich selbst nochmals kurz die typischen Informationen mitteilen, die sie dann auch von den TN hören möchten (z. B. Alter, Jahre der Berufserfahrung, Arbeit in welcher Abteilung etc.). Eine Alternative besteht darin, dass die Partnerinterviews sich mehr um die Fragen drehen: »Was weiß ich schon über dich? Was kennzeichnet dich im Vergleich zu den anderen im Raum? Was bist oder machst du besonders, was hier nur wenige machen oder keiner macht?«

Wer bin ich?
Vorstellung der Teilnehmer

- Gespräch zu zweit: Jeweils 3 Minuten zum Kennenlernen und Befragen des Nachbarn
- Dabei: Notieren von *5 Schlagworten*: was *unterscheidet* ihn/sie von anderen
- Vorstellung der EIGENEN Person
  - anhand der 5 Schlagwörter aus dem Gespräch
  - Was soll noch ergänzt werden?

Folie 102

Z-03 Wunschbaum: Was erwarte ich mir vom Training?

Kurzbeschreibung

Die TN formulieren die Erwartungen und Wünsche, die sie an das Training haben.

Ziele

- Auseinandersetzung mit den eigenen Erwartungen an das Training
- Kennenlernen der Erwartungen der anderen
- Abgleich der Erwartungen der TN mit den Zielsetzungen der LE

Material und Vorbereitung

- Folie 103
- Metaplanwand
- Stifte (pro TN)
- Kommunikationskarten (ca. drei pro TN)

Dauer

ca. 20 Minuten

Einsatzmöglichkeiten der Zusatzübung

Diese Einheit sollte zu Beginn des Trainings durchgeführt werden. Es bietet sich an, diese im Anschluss an die Einheit Z-01 (»Vorstellung: Trainingsleitende und Trainingsstruktur«) durchzuführen.

Anleitung zur Durchführung und eigene Erfahrungen

In dieser Einheit sollen die Wünsche und Erwartungen, welche die TN an das Training haben, aufgenommen und reflektiert werden (▶ Folie 103). Hierzu erhält jeder TN bis zu drei Pappkarten und einen dicken schwarzen Stift/Marker. Bei mehr als 15 TN sind nicht mehr als zwei Karten zu empfehlen. Auf jede Karte soll er nun eine Erwartung oder einen Wunsch aufschreiben, den er mit dem Trainingsthema verbindet. Wenn alle fertig sind, stellt jeder TN seine Karten kurz vor und pinnt diese an die Metaplanwand. Alternativ können diese auch in die Mitte des Stuhlkreises gelegt werden. Die LE sollten sich für jeden Beitrag bedanken, allerdings nicht direkt auf die Beiträge eingehen, sondern abwarten, bis alle Karten an die Wand (den sogenannten »Wunschbaum«) gepinnt wurden. Typische Antworten der TN sind dabei:

- Mehr Empathie aufbauen auch für »schwierige« Klienten, Patienten oder auch Angehörige
- Methoden zum Konfliktabbau
- Methoden zur Selbstbeherrschung/Emotionsregulation
- Verhalten den Angehörigen gegenüber in Todesfällen oder schweren Rückfällen

- Umgang mit Kollegen/neuen Teams/
  Konflikten unter Kollegen
- Sicherheit in Gesprächssituationen/Ge-
  sprächsführung

- Selbstreflexion
- Besser von der Arbeit abschalten können
  nach Feierabend

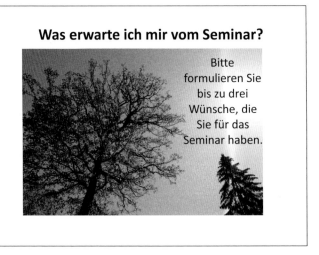

Was erwarte ich mir vom Seminar?

Bitte formulieren Sie bis zu drei Wünsche, die Sie für das Seminar haben.

Folie 103

Wenn alle Erwartungen/Wünsche ange-heftet wurden, sollten die LE darauf einge-hen, indem sie kurz erläutern, inwieweit der Wunsch im Training erfüllt werden kann. Dadurch kann ein gemeinsames erstes Bild von den Zielen des Trainings bei den TN hergestellt werden, was Klarheit, Transpa-renz und Wertschätzung der individuellen Beiträge mit sich bringt.

Wichtig ist hier für die LE, auf jeden Punkt einzugehen und den TN einen kurzen Ein-druck davon zu vermitteln, an welchem Tag und in welchem Kontext auf die Wünsche ein-gegangen wird. Falls ein Wunsch vermutlich im Training nicht erfüllt werden kann, sollte nachgefragt werden, was hinter dem Wunsch steht – so lassen sich evtl. Teilwünsche da-von erfüllen. Falls auch das nicht möglich ist, sollte das auch so benannt und der Fokus des Trainings noch einmal klar umrissen werden, damit die TN ihre Wünsche und Erwartun-gen daran ausrichten können.

Es bietet sich an, den Wunschbaum aufzu-bewahren, um am Ende des gesamten Trai-nings darauf einzugehen und zu bewerten, welche Wünsche/Erwartungen erfüllt wurden, welche nicht – und ggf. welche nicht vorab for-mulierten Wünsche zusätzlich erfüllt wurden.

Z-04 Gewaltfreie Kommunikation – Rückblick und Vertiefung

Kurzbeschreibung

Im Rahmen eines Vortrags werden die vier Schritte der GFK noch einmal an Beispielen aufgegriffen. Dabei wird zwischen der Anwendung der GFK bei einem selbst und beim

Gegenüber unterschieden. Zudem wird die Balance zwischen beiden Anwendungsfokussen thematisiert.

Ziele

- Vertiefung der Kenntnisse über die Ebenen der GFK
- Wiederholung der Unterscheidung zwischen Aufmerksamkeitszentrierung auf die eigene Person und auf ein Gegenüber

Material und Vorbereitung

Folien 104–108

Dauer

ca. 20 Minuten

Einsatzmöglichkeiten der Zusatzübung

Diese Einheit eignet sich als Wiederholung und Vertiefung der Inhalte der Gewaltfreien Kommunikation. Es bietet sich an, diese Einheit durchzuführen, wenn beispielsweise (wie in den Trainings der Autoren) nach E-21 (»GFK an eigenen Beispielen«) ein Trainingstag beendet wurde und daher eine Wiederholung vor E-22 (»Aufmerksamkeit ist spürbar«) sinnvoll ist. Diese Einheit kann aber auch dann durchgeführt werden, wenn die LE den Eindruck gewinnen, dass eine nochmalige Wiederholung und Vertiefung direkt nach E-21 (»GFK an eigenen Beispielen«) sinnvoll erscheint, um die Grundidee der GFK anhand weiterer Beispiele zu vertiefen.

Anleitung zur Durchführung und eigene Erfahrungen

In der GFK wird als Einstiegshilfe häufig das Modell der vier Schritte verwendet, in dem zwischen Beobachtungen, Gefühlen, Bedürfnissen und Bitten unterschieden wird (▶ Folie 104). Danach kann ein typischer Satz so lauten: Wenn ich sehe, dass der Abwasch nicht gemacht ist, wenn ich nach Hause komme (Beobachtung), fühle ich mich traurig und kraftlos (Gefühle), denn ich brauche zuhause Ordnung und Unterstützung bei der Hausarbeit (Bedürfnisse), deswegen bitte ich dich, jetzt zusammen mit mir abzuwaschen (Bitte).

Dieses Beispiel eines gewaltfreien Ausdrucks legt den Fokus auf mich selbst und die eigene Situation. Der Fokus kann eben-

so auch auf der anderen Person liegen. Dabei würde ich Beobachtung, Gefühl, Bedürfnis und Bitte meines Gegenübers formulieren, um mein Verständnis seiner Lage auszudrücken. Hiermit eröffne ich die Möglichkeit der Korrektur durch mein Gegenüber, wodurch ein echtes Verständnis hergestellt werden kann. Das obige Beispiel aus der Perspektive des anderen mit dem Fokus auf dem Gegenüber würde also so lauten: Wenn du siehst, dass der Abwasch nicht gemacht ist, wenn du nach Hause kommst, fühlst du dich traurig und kraftlos, denn du brauchst Ordnung und auch Unterstützung bei der Hausarbeit, deswegen bittest du mich, jetzt zusammen mit dir abzuwaschen.

Die GFK lässt sich also im Gespräch mit zweierlei Fokus einsetzen (▶ Folie 105).

161

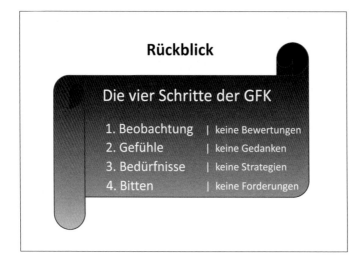

Folie 104

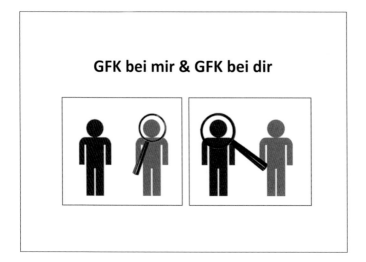

Folie 105

Dabei ist es immer wieder eine persönliche Entscheidung (tin Abhängigkeit der Gesprächssituation, der Umgebungsfaktoren, des Kontexts, der Vorgeschichte etc.), ob ich in einem bestimmten Augenblick den Fokus auf mich richte (Selbstausdruck) oder auf mein Gegenüber (empathisches Zuhören). Setze ich den Fokus auf den anderen, ist meine ganze Aufmerksamkeit bei diesem Gegenüber (▶ Folie 106). Ich versuche mich in die Situation des anderen hineinzuversetzen, sodass ich dessen Welt mit seinen Beobachtungen sehen, mit seinen Gefühlen und deren Intensität spüren, mit seinen Bedürfnissen und Werten erkennen und mit seinen Bitten an mich oder sich oder andere Personen verstehen kann.

Wichtig ist beim Fokus auf ein Gegenüber, dass damit kein Verschmelzen oder Einswerden gemeint ist. Es gilt hier lediglich eine Ahnung für die Sicht und das Erleben des anderen zu bekommen, ohne dabei aber die »Als-ob«-Qualität zu verlieren, wie Carl Rogers es nannte. Zur eigenen emotionalen

---

Vorteile der GFK

- Konzentration auf Gefühle und Bedürfnisse **des anderen**: echtes Verständnis, Aufmerksamkeit, Wertschätzung, echter Kontakt
- Konzentration auf **die eigenen** Gefühle und Bedürfnisse: Achtsamkeit, Authentizität, Kontakt mit sich selbst. Aus Hilflosigkeit in konkretes Handeln

Folie 106

Stabilität und Sicherheit ist es hilfreicher, wenn ich mich nur so weit auf die emotionale Welt des Gegenübers einlasse, so lange ich meine von seinen Gefühlen trennen kann. Sobald ich seine Gefühle übernehme und sie als meine in mir trage, bin ich zu weit mit dem anderen verschmolzen und kann nicht mehr als professioneller Helfer effektiv sein. Solange ich diese Selbst-Andere-Differenzierung aufrechterhalte, kann ich den Fokus meiner Aufmerksamkeit auf dem anderen lassen. Das hat zumeist zur Folge,

- dass ich den anderen in seiner Situation wahrhaftig sehen kann,
- dass ich ihn dadurch in seinem Handeln, Fühlen und Denken verstehen kann,
- dass ich ihm dieses Verständnis mitteilen kann,
- dass er sich dadurch auf einer tiefen menschlichen Ebene (Gefühle und Bedürfnisse) verstanden fühlen kann,
- dass der andere sich wertgeschätzt fühlt durch diese Aufmerksamkeit und dieses Verständnis und

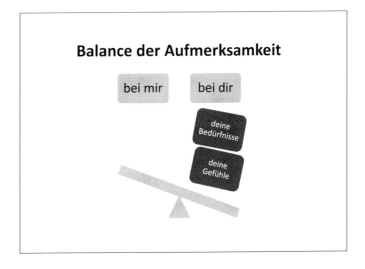

Folie 107

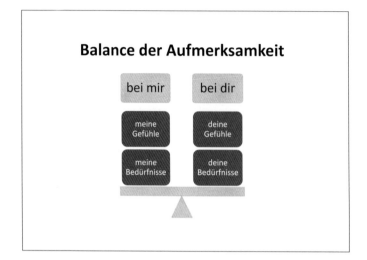

Folie 108

- dass darüber ein echter Kontakt zum anderen entstehen kann.

Setze ich den Fokus auf mich, hilft der Prozess über die vier Schritte der GFK einerseits zur persönlichen Selbstklärung und andererseits zu einer Art von Mitteilung, die praktisch frei ist von Vorwürfen, Angriffen, Bewertungen und Analysen. Durch einen solchen Gesprächseinstieg biete ich die Möglichkeit, mich mit meinem Gegen-

über in einer gewaltfreien Art auszutauschen.

Durch die Aufmerksamkeitszentrierung auf die eigene Person, die eigenen Wünsche und Bedürfnisse und ebenso auf die Bedürfnisse und Wünsche des Gegenübers soll vermieden werden, dass es zu einer zu starken Fokussierung auf nur eine Seite kommt (▶ Folie 107). Vielmehr soll eine Balance der Aufmerksamkeit erreicht werden (▶ Folie 108).

Z-05 Rückblick und Vertiefung: GFK im EPM gegen den EKS

Kurzbeschreibung

In dieser Einheit werden die bisherigen Kerngedanken zum Empathie-Prozessmodell (EPM), Gewaltfreie Kommunikation (GFK) und empathischer Kurzschluss (EKS) wiederholt und anhand eines Beispiels in einen Zusammenhang gestellt.

Ziele

- Integration bisheriger Lernerfahrungen: Die TN sollen erkennen, inwiefern die bisherigen Trainingsinhalte aufeinander bezogen sind, sodass ein einheitliches Konzept entsteht.
- Wiederholung der Vertiefung der Konzepte Empathie-Prozessmodell (EPM), Gewaltfreie Kommunikation (GFK) und empathischer Kurzschluss (EKS)

Material und Vorbereitung

Folien 109, 110

Dauer

ca. 30 Minuten

Einsatzmöglichkeiten der Zusatzübung

Diese Einheit eignet sich als Wiederholung und Vertiefung der zentralen Trainingsinhalte und sollte gegen Ende des Trainings durchgeführt werden. Es eignet sich, diese Einheit als Wiederholung vor dem abschließenden Rollenspiel (E-31 Fallbeispiel) durchzuführen. Insbesondere eignet sich diese Einheit, um den Fokus auf die Auswahl einer nach außen sichtbaren Handlung im Sinne einer empathischen Antwort zu legen, deren Ziel darin besteht, empathische Entscheidungen zu treffen, die sowohl die eigenen Bedürfnisse und Wünsche wie auch die Bedürfnisse und Wünsche des Gegenübers berücksichtigt. Die Autoren schlagen daher vor, diese Einheit vor E-29 (»Echte Empathie – immer möglich?«) durchzuführen.

Anleitung zur Durchführung und eigene Erfahrungen

Zunächst werden die Phasen des EPM dargestellt und kurz noch einmal erläutert. Am geeignetsten wäre die Möglichkeit, alles an einem Beispiel zu verdeutlichen: Eine Patientin bittet abends um ein Schlafmittel, um einschlafen zu können. Allerdings hat sie bereits die Maximaldosis erhalten, gibt aber an, ohne weitere Medikation vermutlich die ganze Nacht wach zu liegen (▶ Folie 109).

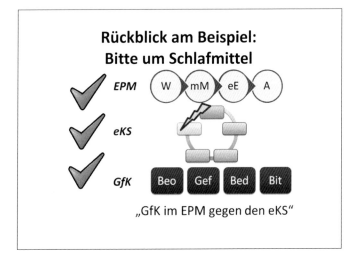

Folie 109

Ein TN kann gebeten werden, anhand dieses Beispiels das EPM darzustellen Die Ebene der Wahrnehmung wäre hierbei eine konkrete Beschreibung dessen, was die Pflegeperson sieht und hört (also die Bitte der Patientin um eine zusätzliche Medikation, die Häufigkeit der Bitte, die aktuelle Uhrzeit etc.). Im mentalen Modell ist vieles denkbar, beispielsweise dass die Patientin unruhig ist, aufgeregt, unzufrieden, unsicher, hilflos ist, weil sie Ruhe und Schlaf braucht und die bisherige Mediakation nicht ausgereicht hat, vielleicht weil eventuell das Aktivierungsniveau zu stark war. Eventuell sieht die Person keine andere Möglichkeit in diesem Moment, Schlaf zu finden. Denkbar wäre aber auch als mentales Modell, dass die Person genau weiß, dass die angeordnete Medikation nicht überschritten werden darf und mit der Bitte darauf aufmerksam machen möchte, wie schlecht es ihr geht und sich Zuspruch wünscht. Die empathische Emotion ist dabei möglicherweise Unruhe, Hilflosigkeit. Das hängt freilich davon ab, welche Inhalte das mentale Modell aufweist. Als Antwort wären denkbar, der Patientin ihr Bedürfnis nach Ruhe und Schlaf zu spiegeln und mit ihr zusammen nach Alternativen zu suchen, die dem Bedürfnis nachkommen. Möglich wären leise Musik, Hinweise auf Entspannungsverfahren. Deutet sich allerdings an, dass das Aktivitätsniveau der Patientin so hoch ist, weil sie eine Sorge oder Befürchtung umtreibt, kann man als Pflegende für sich entscheiden, ob man die Investition eingehen will und die Sorge anspricht, um darüber der Patientin zur Entspannung zu verhelfen, oder ob man die Investition nicht eingeht mit dem Risiko, dass die Patientin noch häufiger nach Medikamenten klingelt. In jedem Fall ist ein »Nein« auf die Bitte der Patientin nach direktem Ansprechen und Validieren der tatsächlichen Bedürfnisse ein anderes »Nein«, als ein spontanes, unreflektiertes. Ersteres hat eine viel höhere Chance, akzeptiert zu werden, da die Patientin sicher sein kann, dass die Pflegende ihre Situation tatsächlich versteht, auch wenn sie der Bitte nicht nachkommen kann.

Hier sollte die Problemlage geschildert werden, dass wir letztlich nicht ohne weiteres entscheiden können, welches mentale Modell richtig und damit welche Antwort in der konkreten Situation adäquat ist. An diesem Beispiel kann der empathische Kurzschluss demonstriert werden, der versucht, eine Abkürzung zu nehmen, indem die Antwort sehr spontan gegeben wird, primär mit dem Ziel, die eigene innere Anspannung und das eigene Unbehagen zu beenden (ohne Blick auf die tatsächliche Lage des Gegenübers). Beispielsweise könnte folgende Beschwichtigung formuliert werden: »Ach, Sie werden schon bald einschlafen, das kommt wie von alleine.«

Die Schritte der Gewaltfreien Kommunikation dienen dazu, den empathischen Kurzschluss zu vermeiden und zu einer genaueren und adäquateren Bestimmung des mentalen Modelles zu gelangen. Hierzu wird zunächst versucht eine möglichst genaue Wahrnehmung der Situation vorzunehmen, die dahinterliegenden Bedürfnisse und Emotionen zu erkennen und dabei die möglicherweise geäußerte Bitte bzw. den Wunsch (= die Strategie, um die Bedürfnisse zu erfüllen) zu identifizieren. In diesem Beispiel könnte es sein, dass wir durch kurzes Nachfragen erfahren, dass die Patientin sich große Sorgen über ihre Gesundheit macht und daher die Unruhe in ihr entstanden ist, die sie nicht schlafen lässt. Allgemein geht es darum, ein Verständnis meines Gegenübers auf vier Ebenen herzustellen:

- Wie sieht der andere die Welt, was ist seine Situation? (Beobachtung)
- Wie fühlt sich der andere? (Gefühle)
- Was braucht der andere? (Bedürfnisse)
- Was wünscht sich der andere konkret? (Bitte, Wünsche)

Insgesamt bietet die GFK verschiedene Vorteile, auf die nochmals explizit hinge- wiesen werden sollte (▶ Folie 110):

Antwort: Reflexion

- Fokus auf dem Gegenüber
- Verständnis für Gegenüber
  - Nachvollziehen seiner aktuellen Lage
  - Validierung seiner Gefühle
  - Erkennen seiner Bedürfnisse und Wünsche
  - ...
- gemeinsame Reflexion/Introspektion im anderen
- → echte Empathie

Folie 110

Als Schutz vor dem EKS bietet die GFK eine Sichtweise an, die den Fokus auf das Gegenüber legt. Dies ermöglicht ein Verständnis des Gegenübers, d.h. das Nachvollziehen seiner aktuellen Lage, die Validierung seiner Gefühle, das Erkennen seiner Bedürfnisse und Wünsche bzw. Bitten. Die Lage des anderen kann nur durch entsprechendes Nachfragen und Explorieren des Gegenübers erkannt werden. Es ist erforderlich, den anderen bezüglich seiner Bedürfnisse, Gefühle und Bitten zu befragen und ihm widerzuspiegeln, was verstanden wurde. Dabei ist zu unterscheiden zwischen den Bitten bzw. Wünschen, die mein Gegenüber hat und die es an mich richtet, und den Bedürfnissen, die den Wünschen zugrunde liegen. Diese Punkte ermöglichen echte Empathie in meiner Antwort, denn auch wenn ich den konkreten Bitten/Wünschen nicht nachkommen kann, so kann ich doch auf die Bedürfnisse eingehen und zumeist deren Erfüllung ermöglichen.

Daneben ermöglicht die GFK auch, den Fokus auf mich zu legen, um mir in einer bestimmten Situation über die gleichen Anteile in meiner Person klar zu werden:

So kann ich mir selbst ein klareres Verständnis für meine eigene Lage verschaffen, indem ich meine Gefühle, die in der Situation aktiv sind und meine Bedürfnisse und Wünsche durch Introspektion für mich klar erkenne und benenne. Dies ermöglicht es mir zu betrachten, was ich eigentlich wirklich in einer Situation brauche. Durch die Betrachtung der eigenen Bedürfnisse und der Bedürfnisse des Gegenübers ist eine gemeinsame Reflexion darüber möglich, welche Antwort am geeignetsten ist, sowohl die eigenen wie auch die Bedürfnisse meines Gegenübers zu berücksichtigen.

Am Ende dieser Wiederholung bietet es sich an, darauf zu verweisen, dass man oftmals einen Widerspruch zwischen den eigenen Wünschen und denen des Gegenübers wahrnimmt, was als hinderlich für empathische Antworten erlebt wird. Diese Problematik wird in den Einheiten E-29 (»Echte Empathie – immer möglich?«) und E-30 (»Kennzeichen adäquater Antworten«) aufgegriffen. Es ist daher sinnvoll, die genannten Einheiten anzuschließen.

Z-06 Zurück zum Wunschbaum

Kurzbeschreibung

Die TN sollen rückblickend ihre Erwartungen und Wünsche an das Training bewerten.

Ziele

- Auseinandersetzung mit den eigenen Erwartungen an das Training
- Reflexion der Trainingsinhalte

Material und Vorbereitung

- Folie 111
- Metaplanwand mit den Ergebnissen aus der Einheit Z-03 (»Wunschbaum – Was erwarte ich mir vom Training?«)

Dauer

ca. 20 Minuten

Einsatzmöglichkeiten der Zusatzübung

Diese Einheit sollte am Ende auf jeden Fall durchgeführt werden, wenn zu Beginn des Trainings in Z-03 (»Wunschbaum – Was erwarte ich mir vom Training?«) Erwartungen und Wünsche formuliert wurden.

Anleitung zur Durchführung und eigene Erfahrungen

In dieser Einheit sollen die Wünsche und Erwartungen, die zu Beginn des Trainings formuliert wurden, aufgenommen werden (►Folie 111). Die TN können sich dahingehend abschließend äußern, welche Wünsche und Erwartungen auf welche Weise erfüllt wurden und welche Wünsche offen blieben. Zudem bietet diese Einheit die Möglichkeit, dass die TN den LE eine Rückmeldung geben, was sie positiv und was sie negativ am Training einschätzen.

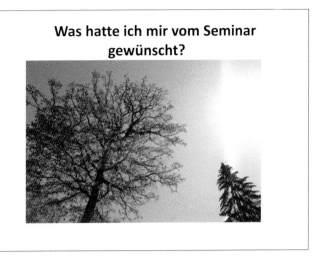

Folie 111

Literatur

Altmann, T. (im Druck). Empathie in sozialen Berufen: Entwicklung und Evaluation eines Trainingsprogramms. Wiesbaden: Springer VS.

Altmann, T. (2010). Evaluation der Gewaltfreien Kommunikation in Quer- und Längsschnittdaten. Diplomarbeit, Universität Leipzig.

Altmann, T. (2013). Empathie. In M. A. Wirtz (Hrsg.), Dorsch – Lexikon der Psychologie (S. 447). Bern: Huber.

Altmann, T. & Roth, M. (2013). The Evolution of Empathy: From Single Components to Process Models. In C. Mohiyeddini, M. Eysenck & S. Bauer (Hrsg.), Psychology of Emotions (S. 171–188). New York: Nova Science Publishers.

Bähner, C., Oboth, M. & Schmidt, J. (2008). Konfliktklärung in Teams und Gruppen. Paderborn: Junfermann.

Barker, R. L. (2003). The Social Work Dictionary. Washington: NASW Press.

Bosse, H. M., Schultz, J.-H, Nickel, M., Lutz, T., Moltner, A., Junger, J., Huwendiek, S., Nikendei, C. (2012). The effect of using standardized patients or peer role play on ratings of undergraduate communication training: A randomized controlled trial. Patient Education and Counseling, 87, 300–306.

Brunero, S., Lamont, S. & Coates, M. (2010). Review of Empathy Education in Nursing. Nursing Inquiry, 17, 65–74.

Bryson, K. (2009). Sei nicht nett, sei echt! Paderborn: Junfermann.

Corcoran, K. J. (1989). Interpersonal Stress and Burnout: Unraveling the Role of Empathy. Journal of Social Behavior and Personality, 4, 141.

Decety, J. & Jackson, P. L. (2004). The Functional Architecture of Human Empathy. Behavioral and Cognitive Neuroscience Reviews, 3, 71–100.

Decety, J. & Moriguchi, Y. (2007). The empathic brain and its dysfunction in psychiatric populations: Implications for intervention across different clinical conditions. BioPsychoSocial Medicine, 1, 1–21.

Foubert, J. & Newberry, J. T. (2006). Effects of Two Versions of an Empathy-Based Rape Prevention Program on Fraternity Men's Survivor Empathy, Attitudes, and Behavioral Intent to Commit Rape or Sexual Assault. Journal of College Student Development, 47, 133–148.

Fritsch, G. R. (2008). Praktische Selbst-Empathie. Paderborn: Junfermann.

Glasl, F. (2010). Selbsthilfe im Konflikt. Stuttgart: Freies Geistesleben.

Gunkel, S. (2011). Training sozialer Wahrnehmungsfähigkeit durch psychodramatisches Rollenspiel. Zeitschrift für Psychodrama und Soziometrie, 10, 121–148.

Hahn, B. (2007). Ich will anders, als du willst, Mama. Paderborn: Junfermann.

Hart, S. & Kindle Hodson, V. (2006). Empathie im Klassenzimmer. Paderborn: Junfermann.

Haskvitz, S. (2006). Ins Gleichgewicht kommen. Paderborn: Junfermann.

Hatfield, E., Cacioppo, J. T. & Rapson, R. L. (1994). Emotional Contagion. New York: Cambridge University Press.

Hoffman, M. L. (2000). Empathy and Moral Development: Implications for caring and justice. Cambridge: Cambridge University Press.

Holler, I. (2010). Trainingsbuch Gewaltfreie Kommunikation. Paderborn: Junfermann.

Holler, I. & Heim, V. (2009). KonfliktKiste. Paderborn: Junfermann.

Iacoboni, M. & Mazziotta, J. C. (2007). Mirror neuron system: basic findings and clinical applications. Annals of Neurology, 62 (3), 213–218.

Kahonen, K., Naatanen, P., Tolvanen, A. & Salmela-Aro, K. (2012). Development of sense of coherence during two group interventions. Scandinavian Journal of Psychology, 53, 523–527.

Klappenbach, D. (2006). Mediative Kommunikation. Paderborn: Junfermann.

Lamm, C., Batson, C. D. & Decety, J. (2007). The neural substrate of human empathy: Effects of perspective-taking and cognitive appraisal. Journal of Cognitive Neuroscience, 19, 42–58.

Larsson, L. (2009). Begegnung fördern. Paderborn: Junfermann.

Long, E. C. J., Angera, J. J. & Hakoyama, M. (2008). Transferable Principles from a Formative Evaluation of a Couples' Empathy Program. Journal of Couple & Relationship Therapy, 7, 88–112.

Manera, V., Grandi, E. & Colle, L. (2013). Susceptibility to emotional contagion for negative emotions improves detection of smile authenticity. Frontiers in Human Neuroscience, 7.

Mayer-Rönne, G. (2006). Vom Zauber der guten Lösung. In team businessmediation (Hrsg.), Konfliktmanagement (S. 99–128). Wien: Linde.

Mulloy, R., Smiley, W. C. & Mawson, D. L. (1999). The impact of empathy training on offender treatment. Focus on Corrections Research, 11, 15–18.

Muth, C. (Hrsg.) (2010). »dann kann man das ja auch mal so lösen!«: Auswertungsinterviews mit Kindern und Jugendlichen nach Trainings zur Gewaltfreien Kommunikation. Stuttgart: ibidem.

Oboth, M. & Seils, G. (2008). Mediation in Gruppen und Teams. Paderborn: Junfermann.

Oflaz, F., Meric, M., Yuksel, C. & Ozcan, C. T. (2011). Psychodrama: An innovative way of improving self-awareness of nurses. Journal of Psychiatric and Mental Health Nursing, 18, 569–575.

Pásztor, S. & Gens, K.-D. (2007). Mach doch, was du willst. Paderborn: Junfermann.

Pink, R. (2007). Kompetenz im Konflikt. Weinheim: Beltz.

Ponschab, R. & Schweizer, A. (2004). Die Streitzeit ist vorbei. Paderborn: Junfermann.

Preston, S. D. & de Waal, F. B. M. (2002). Empathy: Its ultimate and proximate basis. Behavioral and Brain Sciences, 25, 1–20.

Rempala, D. M. (2013). Cognitive strategies for controlling emotional contagion. Journal of Applied Social Psychology, 43, 1528–1537.

Rizzolatti, G. & Craighero, L. (2004). The mirror-neuron system. Annual Review of Neuroscience, 27, 169–192.

Rosenberg, M. B. (2008). Gewaltfreie Kommunikation: Eine Sprache des Lebens. Paderborn: Junfermann.

Rosenberg, M. B. (2007). Erziehung, die das Leben bereichert: Gewaltfreie Kommunikation im Schulalltag. Paderborn: Junfermann.

Rust, S. (2011). Wenn die Giraffe mit dem Wolf tanzt. Burgrain: KOHA.

Scheu, P. (2010). Empathie statt »Mit-Leid«: Ein praktisches Konzept zur Förderung empathischer Kompetenz in der Pflege. Marburg: Tectum.

Sherman, J. J. & Cramer, A. (2005). Measurement of Changes in Empathy During Dental School. Journal of Dental Education, 69, 338–345.

Wirtz, M. A. (Hrsg.) (2013). Dorsch – Lexikon der Psychologie. Bern: Huber.

Anhang

Für die Übung »E-01 – Eigene Vorstellungen zum Konzept Empathie« und die Übung »E15 – Die Welt der Gefühle« ist vorgesehen, einen Filmausschnitt bzw. eine Reihe von Filmmelodien als Übungsmaterial im Seminar vorzuspielen. Dieses Material kann einfach über YouTube gefunden werden. Die genauen Informationen zu den Titeln und die Links bei YouTube sind im Folgenden aufgelistet.

Kurzfilm »Merci!« von Christine Rabette

Aus diesem Kurzfilm werden die ersten 03:45 Minuten vorgespielt. Dieser Einstieg dient als Diskussionsgrundlage für die Frage, was wir unter Empathie eigentlich verstehen.

Der YouTube-Link lautet:
http://youtu.be/YdQnuqFlD7U

Filmmelodien

Aus folgenden Musik-Tracks wird jeweils ca. 1 Minute vorgespielt. Anhand der Melodien (nur die Musik, nicht der Videos!) werden in der Übung Stimmungen und Gefühle möglichst präzise benannt, um die Arbeit mit der Gefühlsliste einzuüben. Die folgende Liste der Melodien nennt jeweils Filmtitel, Komponist und Titel des Songs sowie YouTube-Link.

Die fabelhafte Welt der Amelie
Yann Tiersen: La Valse d'Amelie
http://youtu.be/0sAn0Q04VUE

Rambo – First Blood
Jerry Goldsmith: Home coming
http://youtu.be/dCyeW12DlhE

Star Wars (Eine neue Hoffnung)
John Williams: Main Title
http://youtu.be/_D0ZQPqeJkk

Der Pate
Nino Rota: Main Title/The Godfather Waltz
http://youtu.be/x8KHXKOji4Q

Fluch der Karibik
Klaus Badelt: He's a Pirate
http://youtu.be/EFpnW5En33M

Titanic
Celine Dion: My Heart Will Go On
http://youtu.be/-3dz0IB8g3A

Rocky 3
Survivor: Eye of the Tiger
http://youtu.be/9T8u-t4DmUs

Resident Evil – Afterlife
Tomandandy: Tokyo
http://youtu.be/3v9oCR2RcZA

Stichwortverzeichnis